図解で改善!

ズボラでもラクラク!

薬に頼らず血糖値がぐんぐん下が[illegible]!

医学博士/品川イーストワン
メディカルクリニック院長

板倉弘重

三笠書房

食べ方を変えるだけで変わることはこんなにある！

見た目・魅力UP

健康・寿命

気力・体力

人生の充実度

お金

集中力

おいしいものを満喫できる！

はじめに

食べ方を変えると「脱」インスリン注射も可能になる!

健康診断で血糖値が高いと指摘されたけれど、症状は何もなかったし仕事も忙しかったので放っておいたら、ある日突然、片目の視力を失ってしまった。

足の指先が黒く変色し、切断しなければならなくなってしまった。

突然、心臓に異常を感じて救急病院に入院し、心筋梗塞とわかった——。

これらはみな糖尿病合併症によるものです。

糖尿病が怖いのは合併症です。

糖尿病合併症は、糖尿病と診断されるよりずっと前の**予備軍のときからすでに進行している**ことが最近、明らかになってきました。

自然災害と同様に、病気へも、普段からの備えが大切です。

では、どう備えるか? それにはまず、「**栄養**」と「**食べ方**」について知ることが大切です。知るだけで人生が変わることは、いくらでもあるのです。

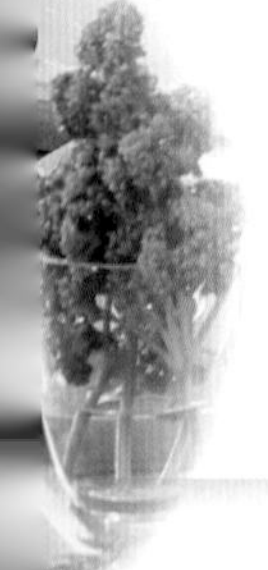

糖尿病になると併発することのある症状

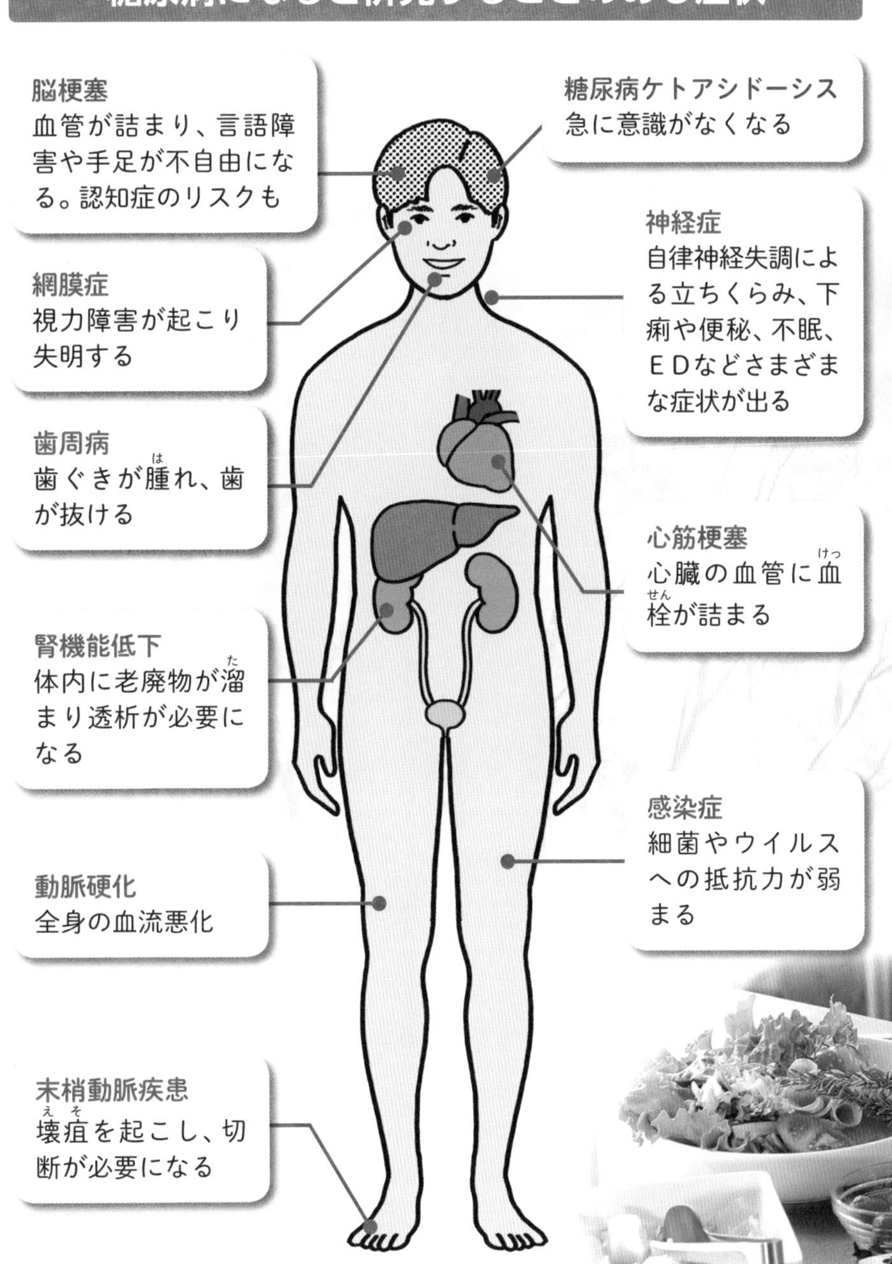

好きに「飲んでも食べてもうまくいく方法」を選びなさい！

糖質は頭と体を動かすエネルギーとなる大切な栄養素ですが、とり過ぎると、血管や臓器を「糖化」させ、老化や病気に陥れてしまう危険な面があります。

おいしいものを食べる喜びも大切にしつつ、おいしいものを食べても血糖値を急激に上昇させないようにする方法を知ることが大切です。

そして、それを生活習慣として定着させるには、**どんなにズボラな人でもできるようなシンプルさと、簡単さが必要**です。

いくらすぐれた方法でも、辛くて2日と続かないようでは、意味がありません。

本書はズボラな人でもラクラク簡単にできる、**楽しさや気持ちよさを重視した予防のコツ**をふんだんに集めました。なかには、「そんなに食べていいの!?」と驚いてしまうワザもあるでしょう。

人それぞれ体質は違いますので、試してみて気に入った方法を習慣にして健康になり、

予防のためのチェックリスト

- 自分の血糖値が、どれくらいなのかを知らない。
- 糖分をどれくらいとったら危険なのか、知らない。
- ご飯をちゃんと食べる分、肉や油は控えている。
- フルーツはビタミンがとれるのでよく食べる。
- ジュースや缶コーヒーを普段からよく飲む。
- チョコレートを毎日食べるなんて、とんでもないと思う。
- カロリーを気にして控えている。
- コレステロール値の高い食べ物は控えている。
- 運動を習慣にするのは、自分にはムリだと思う。
- 食後すぐに体を動かしてはいけないと思う。
- 睡眠と糖質コントロールは関係ないと思う。
- 健康診断の数値が基準値以内なら、糖尿病にはならない。

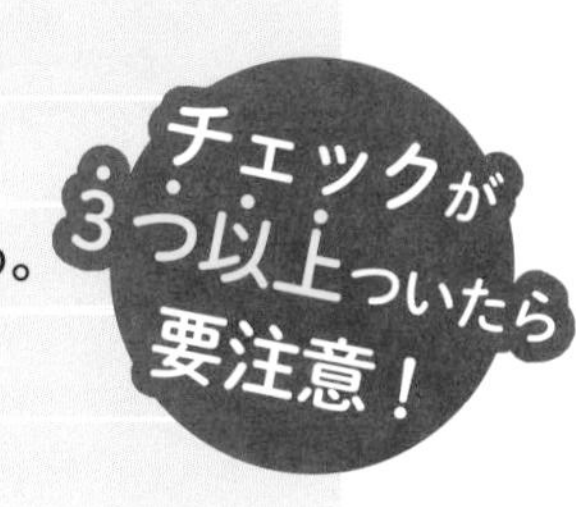

楽しく過ごしていただきたいと思います。

あなたの快適な人生の一助となることを願っています。

板倉 弘重

常識も体も
変わります!

CONTENTS

第3章 飲んでも食べても血糖値が下がる最高の法

第4章 ラクして運動量を増やせる裏ワザ！

第1章 あなたも予備軍!? 超早わかり基礎知識！

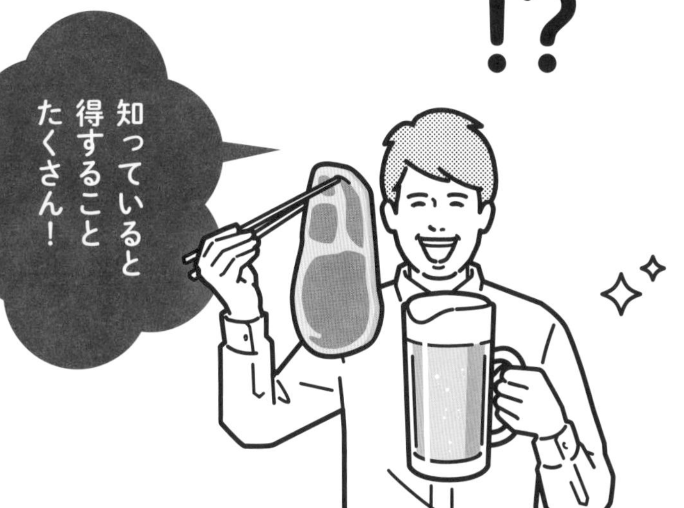

血糖値って、一体何？

ほんのちょっと上がるだけで、さまざまなリスクを抱えることになる！

そもそも**血糖値**とは、何なのでしょう？

血糖値とは、血液中に溶けている糖（ブドウ糖）の量を示した数値。単位は㎎／㎗で、「ミリグラム・パー・デシリットル」と読みます。空腹時血糖値が１００㎎／㎗だったとすれば、１㎗の血液中に１００㎎の糖が流れているということです。

血糖値は常に変動し、ご飯を食べて満腹になれば上がり、運動をしてお腹がすけば下がります。

ここで砂糖水をゴクゴクと飲んだと想像してください。砂糖はすぐに体内に吸収され、１００㎎／㎗だった血糖値は１４０㎎／㎗に上昇します。

ところが砂糖水を飲んだすぐ後にジョギングをしたなら、血中の糖は筋肉や心臓などの臓器を動かすエネルギー源であるためみるみる消費され、血糖値は１００㎎／㎗に下がっていきます。

ではジョギングをしなかったらどうなるのか？

通常ならインスリンというホルモンが分泌され、血中の余分な糖は肝臓や筋肉に取り込まれます。

しかし血糖値が常に高い人は、インスリンが分泌されても血糖値が十分に下がらず、高止まりします。このように空腹状態でも血糖値が１２６㎎／㎗以下に下がらなくなるのが糖尿病です。

糖尿病の人、正常型の人の血糖値の推移

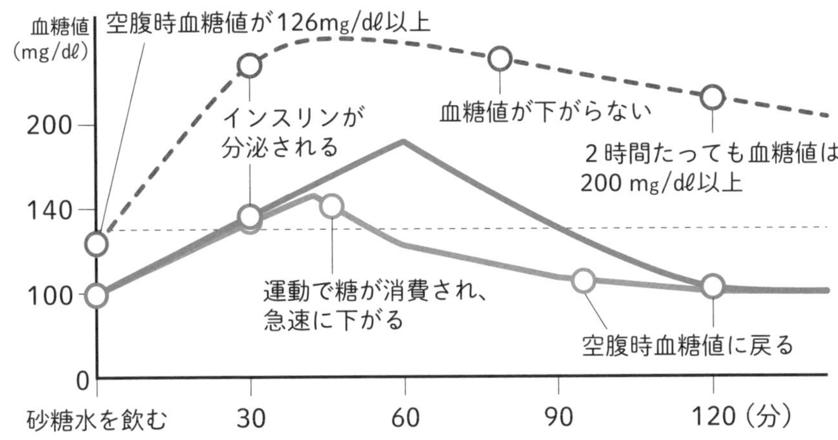

糖尿病の人の血糖値（破線）

血液中に糖と働かないインスリンがすでに多くあるため、肝臓や筋肉に取り込む能力が低い。

正常型の人が食後安静にしたときの血糖値

血糖値が上がるとインスリンが分泌され、血中の糖が肝臓や筋肉に取り込まれ、下がる。

正常型の人が食後30分以内にジョギングをしたときの血糖値

血糖値が上がった直後に激しい運動をすると、血中の糖が急速に消費される。

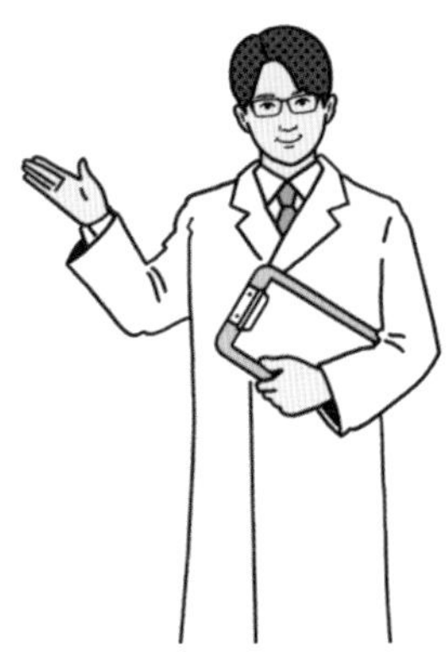

糖尿病の検査（ブドウ糖負荷試験）の判定基準

タイプ ＼ 経過時間	空腹時	120分後の値	判定
正常型	110mg/dℓ 未満	140mg/dℓ 未満	両者を 満たすと正常型
糖尿病型	126mg/dℓ 以上	200mg/dℓ 以上	どちらかを 満たすと糖尿病型
境界型	正常型にも糖尿病型にも属さない		

参考資料：日本糖尿病学会「糖尿病治療ガイド 2018 － 2019」

02 なぜ、あの人は飲んでも食べても健康なのか？

次の7つの食品のうち、血糖値を上げやすいものは？

食品には、「血糖値を上げやすいもの」と「いくら食べても上がらないもの」があります。この違いを知っておくことは、血糖値を低く維持するために重要です。では次の食品のうち、血糖値を上げやすいものはどれでしょう？　3つあります。

●油　●うどん　●豚肉　●サラダ

●卵　●リンゴ　●ご飯（白米）

「肉や肉の脂身が血糖値を上げる」と信じている人がいますが、それは間違いです。豚ヒレ肉100gに含まれる糖質は、たったの0・1g。牛肉も鶏肉も同様で、肉はすべて無罪なのです。血糖値を上げるのは糖質です！

糖質を多く含む危険食品は、主に以下の4種類。**①炭水化物（米、小麦、そば、トウモロコシなど）、②でんぷん（いも類、にんじん、かぼちゃなど）、③砂糖を使う食品（お菓子、ケーキ、清涼飲料水など）、④フルーツ**

多くの麺類は小麦粉から作られており、小麦粉の主な栄養素は糖質です。フルーツ特有の甘さは果糖やショ糖、ブドウ糖に由来し、どれも吸収のいい糖質です。もう答えはわかりますね。血糖値を上げるのは「うどん、リンゴ、ご飯（白米）」です。

糖質の多い食品、少ない食品

	食品	分量	糖質（g）
糖質の多い食品	ご飯	茶碗1膳	55
	食パン	1枚	26.6
	かけうどん	1杯	58
	焼きそば	1皿	73
	ショートケーキ	1個	30
	じゃがいも	中1個	16
	バナナ	1本	28
	リンゴ	1/2 個	20
	缶コーヒー	1本	26
糖質の少ない食品	豚ヒレ肉	100g	0.1
	アジ	1尾	0
	キャベツ	30g	1.1
	しめじ	50g	0.75
	サラダ油	大さじ1	0
	卵	1個	0.1
	サバ缶詰	1缶	0.3

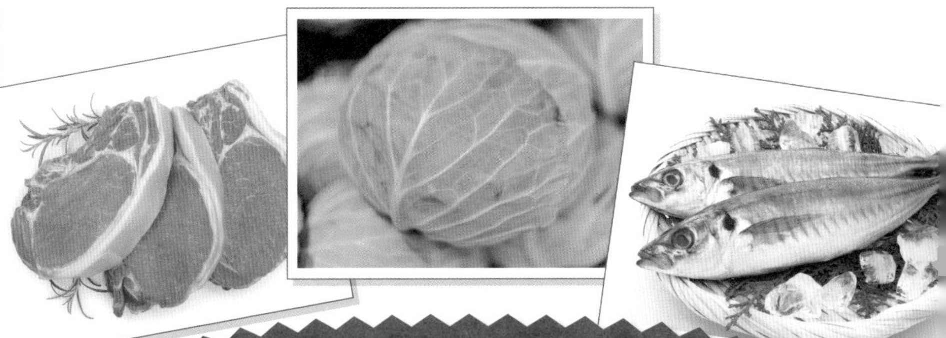

麺類をよく食べる人は、週に１回など頻度を下げるほうが無難だ！

03 知らずにみんな食べている！糖質320gで糖尿病まっしぐら

基準の2倍以上とっている人も結構いる！

実際のところ、日本人は一日に何グラムの糖質をとっているのか？　一般的な一日の食事に含まれる糖質を計算してみましょう。

一日の食事例　**朝食：トースト2枚**（53・2g）、**バナナ1本**（28g）、**牛乳200㎖**（10g）　**昼食：焼きそば**（64g）　**おやつ：ショートケーキ**（30g）、**缶コーヒー**（45g）　**夕食：ミックスフライ定食**（80g）、**ビール320㎖**（10・5g）

以上で320・7gですが、厚生労働省が推奨する最低必要量は100gとし、健康のためには、糖質から得るエネルギー量は総エネルギー摂取量の50～65％にすることを推奨しています。たとえば一日の総エネルギー摂取量が2000㎉の人なら、1000㎉、つまり糖質250gに相当します。運動をする人はもう少し多くてもいいですが、これと比べるとずいぶん多いですね。こうした糖質過剰な食生活を長年続けていると、血液中の糖が徐々に増え、**血糖値が下がりづらい体質になってしまいます**。別の調査でも、日本人の一日の平均糖質摂取量は約320gとなっており、全世代の男女を通じて大幅に超過しています。また、フランスやアメリカと比べても多いのです。

日本人の年代別　一日の糖質摂取量

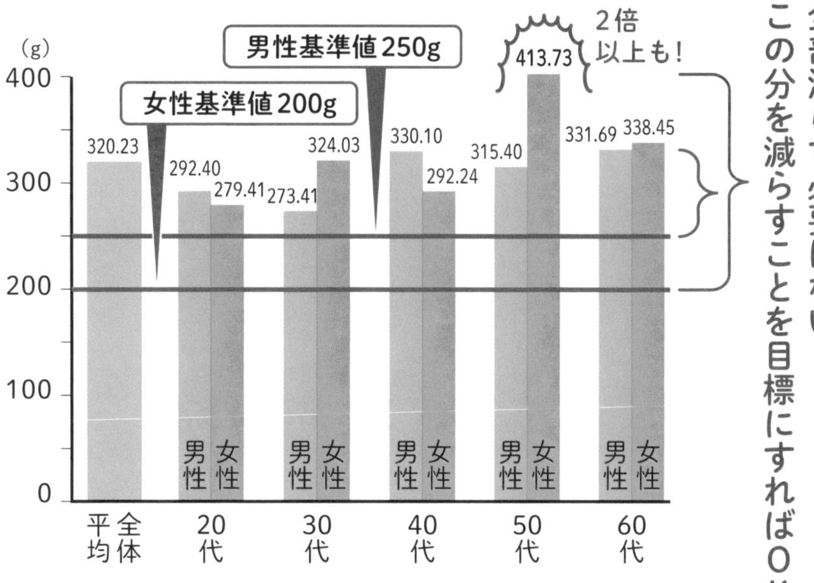

全部減らす必要はない！この分を減らすことを目標にすればOK

参考資料：サッポロビール株式会社が 2015 年に全国の 20 ～ 60 代の男女 1,000 名を対象に実施した「食習慣と糖に関する実態調査」より。調査監修者：栗原毅（栗原クリニック東京・日本橋院長）

よって

ビールも飲める！

ご飯もちゃんと食べられる！

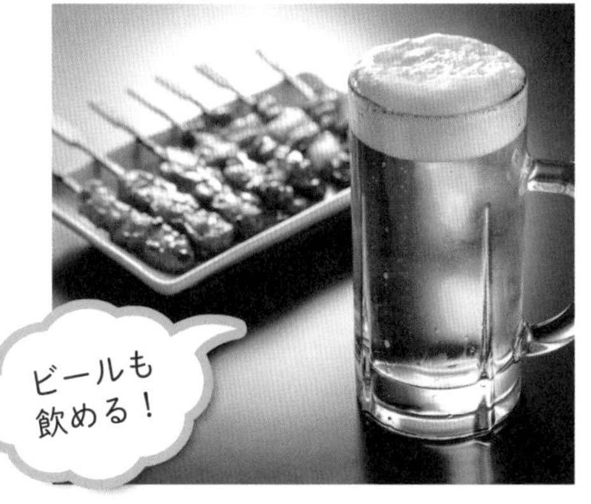

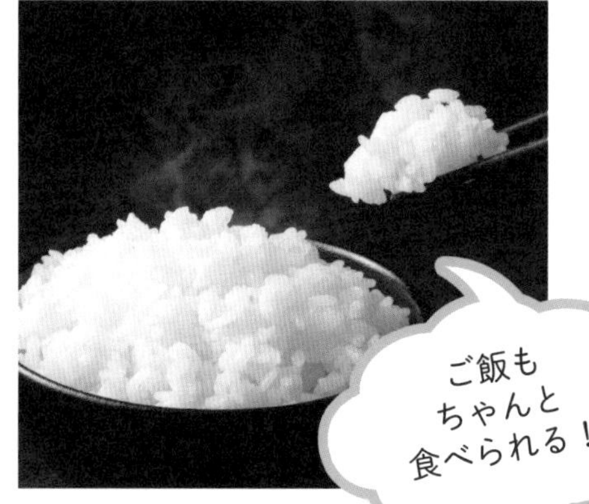

04 糖質をガッツリ！　オフにする朝、昼、夕、夜のメニュー

ラクして減らせる賢い食べ方とは？

一日の糖質摂取量を、ほぼ半分にまで減らすのは「ハードルが高い」と感じるかもしれません。**でも、実はとても簡単なことで、「ちょっとしたコツ」さえ知っていれば誰でもできるのです。**

糖質をオフにした理想の一日の食事を見てみましょう。左ページのメニューがそれです。

一般的なハンバーグ100gに含まれる糖質は12g前後。ダークチョコレートは、2㎝四方のひとかけら約5gに1・6g。大根、きのこ、バターには、糖質はほとんど含まれていません。

メニューの糖質量を合計すると、たったの約100g。**ご飯を食べておやつを食べ、ビールまで飲んだのに、14ページであげた一般的な一日の食事例の糖質320・7gと比べて、220・7gもカットできました！**

減らしたのは炭水化物（パン、麺）、フルーツ（バナナ）、砂糖を含む食品（ケーキ、缶コーヒー）です。増やしたのは、たんぱく質（卵、ハンバーグ、焼き魚、冷や奴）と、食物繊維（だいこん、きのこ）です。

ちょっとした知識があるだけで、こんなふうにかなり簡単にガッツリ減らすことが可能なのです。

これが理想のメニュー

朝食メニュー

- ベーコン
- スクランブルエッグ
- サラダ
- 牛乳

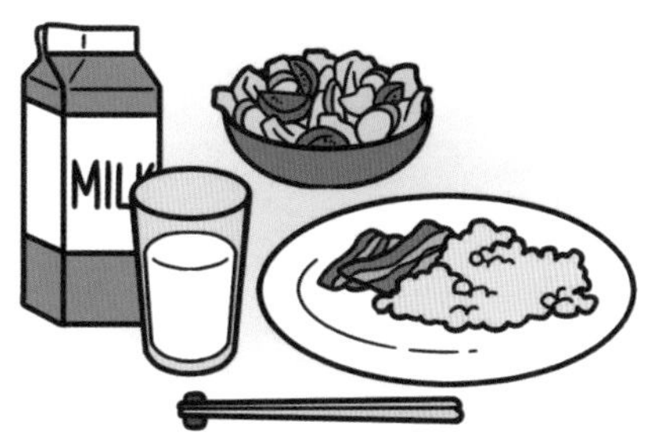

昼食メニュー

- 目玉焼き
- ハンバーグ定食（ご飯半膳）

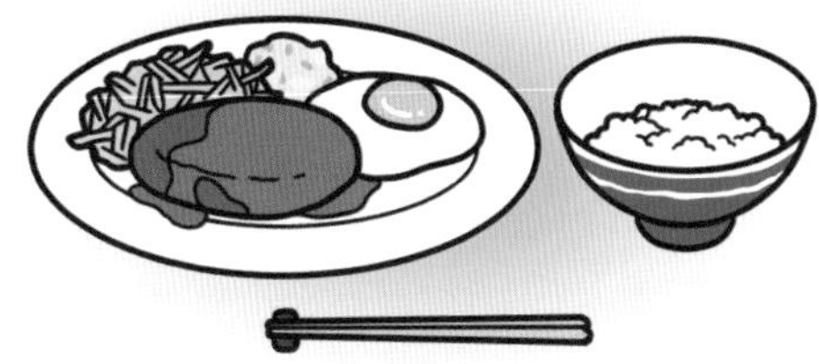

おやつ

- チョコレート
- ブラックコーヒー

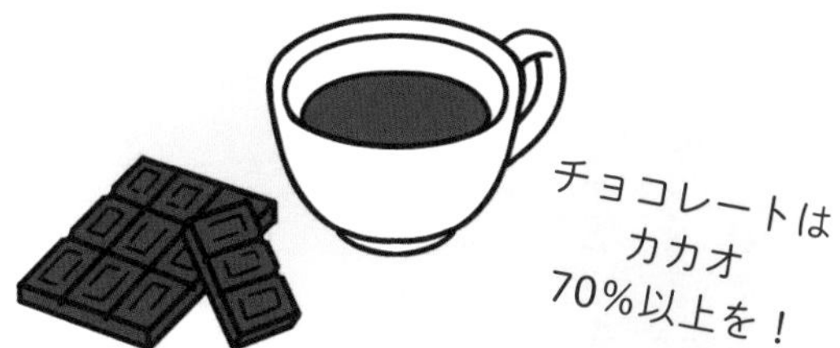

夕食メニュー

- 焼き魚
- だいこんおろし
- きのこのバター炒め
- 冷や奴
- サラダ
- ご飯１膳
- 缶ビール（350mℓ）

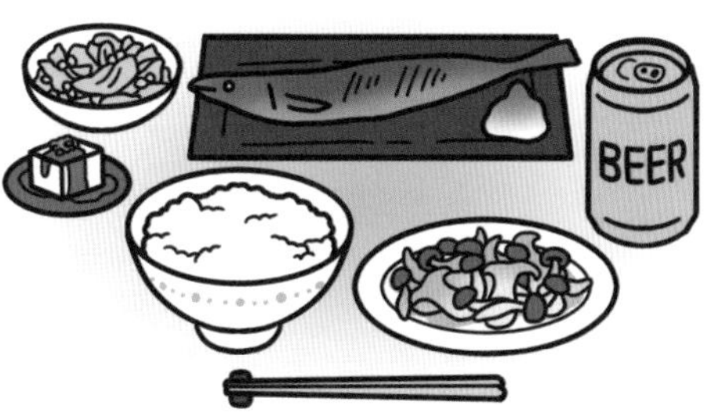

05 糖質ダイエット中でも、こんなにおいしいものが食べられる！

我慢するダイエットは、今すぐやめなさい！

それには何はともあれ、ダイエットが必要です。「ダイエット」というと、「つらい我慢が必要だ」と思ってしまいがちですが、それは間違いです。むしろ、おいしくて栄養があるものをたくさん食べることが、本当に健康的なダイエットにつながります。

そんなウマい話があるかって？　あるのです！

左ページの写真を見てください。

おいしそうなご馳走が並んでいますね。これは私のおすすめする「糖質ダイエット」でどんどん食べてほしいメニューです。ウマい話とは、まさ

糖代謝を正常に保つための**最良の方法は、肥満の解消**です。肥満体質になると、肝臓に脂肪がべットリたまる「脂肪肝」の症状が現れます。実は、この脂肪肝が糖代謝（26ページ参照）を悪化させる元凶なのです。

脂肪肝はスリムな体型の人でも安心はできないのですから、内臓脂肪でお腹がぽっこり出た人は、明らかに脂肪肝である可能性が高いといえます。

肥満を解消して脂肪肝を防げば、血糖値、血圧、中性脂肪値の三大生活習慣病のリスクをまとめて軽減することができます。

糖質ダイエットをしていても、こんなメニューが食べられる！

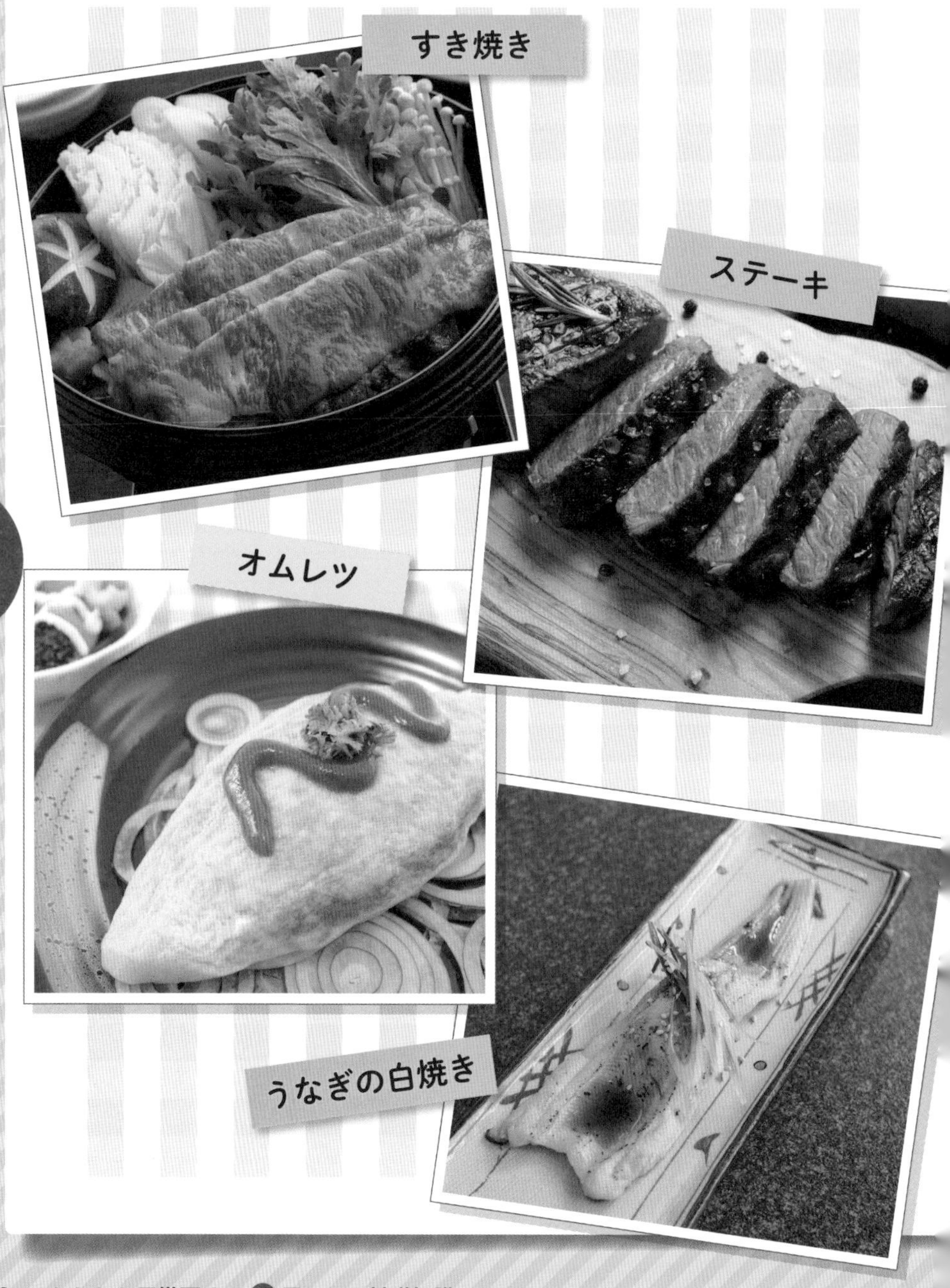

にこのことでしょう。

「ダイエット」イコール「つらい我慢が必要だ」と連想してしまう一番の理由は、カロリーを減らそうとするからです。

日本の栄養士さんたちの多くは、カロリー計算することを叩き込まれています。その代表が病院食です。実際に病院に検査入院した人がその間に元気がなくなって、体調が悪くなったというような、笑えない話がたくさんあります。

健康的なダイエットのために減らすべきなのは、肉でも油でもカロリーでもなく、糖質です。糖質を含む食品とは、すでに解説したように、炭水化物、でんぷん、砂糖を使う食品、フルーツなどです。そして一日に320gあまりもとっている糖質を200g程度に減らすのが、本書の「糖質ダイエット」の目標です。

巷(ちまた)には、糖質を40gに制限する極端なダイエットをすすめる人もいますが、**そんな無理をしてはいけません。**糖質は筋肉にとって重要なエネルギー源ですから、減らし過ぎると力が出なくなります。厚生労働省が発表している2020年版日本人の食事摂取基準には、**一日100g以下になると脳や諸臓器に障害が起こる可能性が高くなる**と記されています。

また、いったん始めた厳しい糖質制限を突然やめると、リバウンドでかえって太りやすい体質になってしまいます。

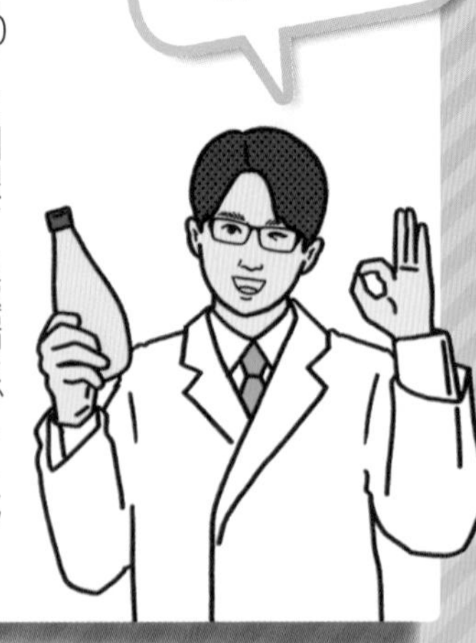

第2章 命を守る新常識！古い知識を書き換えよう

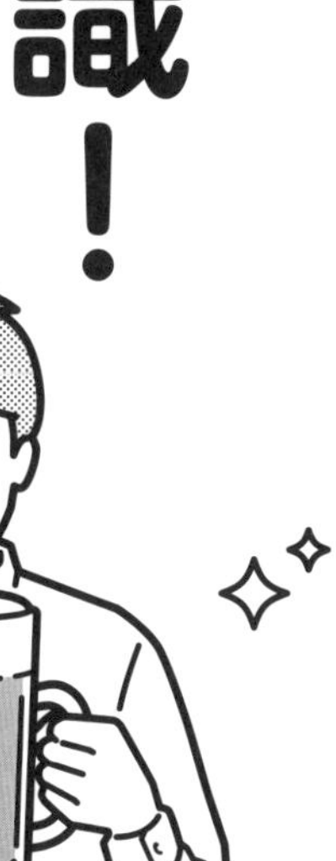

06 クールな殺し屋「血糖値スパイク」

なぜスリムな人が糖尿病になってしまうのか？

糖尿病は**空腹時血糖値**と**食後2時間後血糖値**によって判定されます。しかし健康診断で測るのは、このうち空腹時血糖値だけ。「朝ご飯を食べないでくるように」と指示されるのは、お腹がすいた状態で、下がり切った血糖値を測るためです。

そして空腹時血糖値さえ基準値に入っていれば、その瞬間に「セーフ」と判定されるわけです。

ところが近年、**空腹時血糖値が正常でも、食事をした途端に血糖値が急上昇する人がいる**ことがわかってきました。これが2016年10月、テレビ番組NHKスペシャルでも放送されて話題を呼んだ「**血糖値スパイク**」です。

血糖値スパイクは、健康診断ではなかなか見つかりません。しかも一般的な糖尿病と違って、痩せ型の若者に多いのが特徴です。「糖尿病とは無縁だ」と安心している人にほど襲いかかる、クールな殺し屋という側面をもっているわけです。

NHKが番組制作の際に調査したところ、血糖値スパイクの人は全国に推定1400万人もいると報じています。病院によっては検査してくれるところもあるので、心配な方は、病院に問い合わせてみるといいでしょう。

「血糖値スパイク」に気をつけろ！

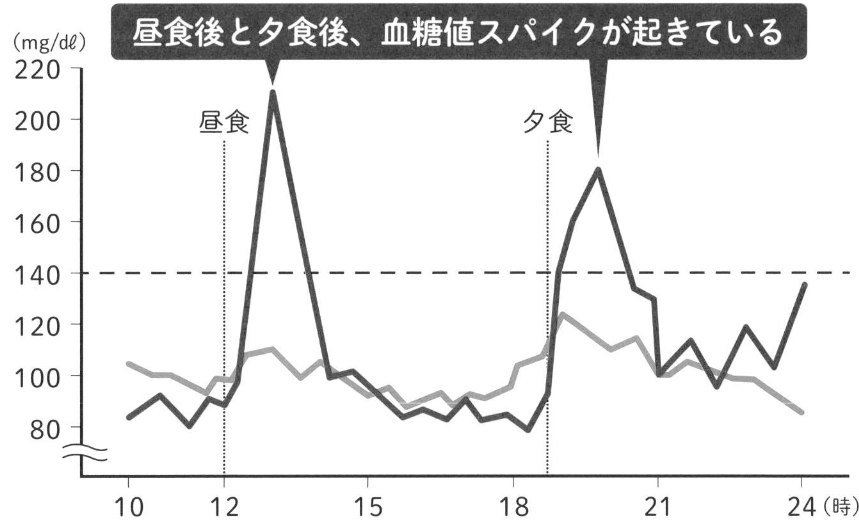

出典：テレビ番組 NHK スペシャル「"血糖値スパイク"が危ない」公式サイトより

── 線は、健康な人の一日の典型的な血糖値の変化。ゆるやかに上下する。
── 線は、「血糖値スパイク」が起きている人。グラフがとがった針のような形になる血糖値の急上昇が、食後に起きるのが特徴。
血糖値が140mg/dℓ以上に急上昇すると、「血糖値スパイク」と判定される。

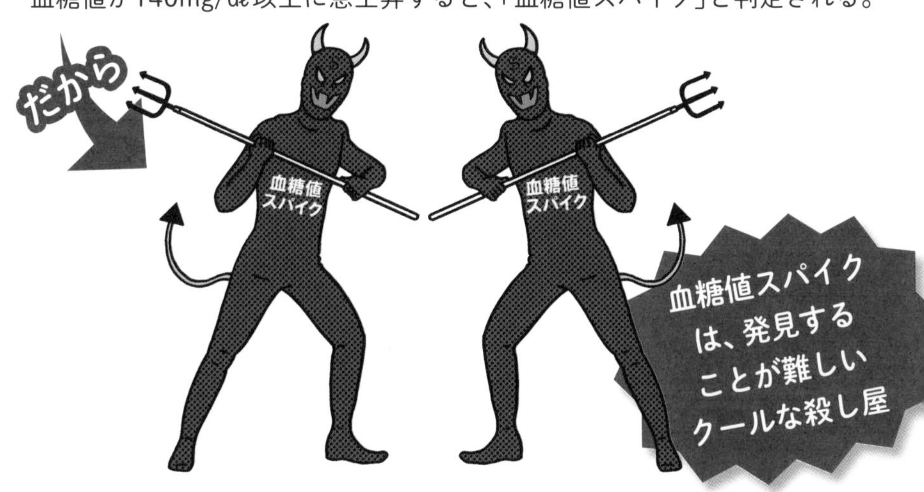

07 腹ぺこでのドカ食いが、高血圧、認知症、動脈硬化を引き起こす!?

朝食をとらない人は、要注意

イタリアの研究グループは、血管の内壁の細胞を糖分の多い液と少ない液に交互に浸し、血糖値の急上昇が繰り返される状況を再現しました。まさに血糖値スパイクの再現です。

その実験の結果、血管の内側の細胞が大量の「活性酸素」を発生することが突き止められます。活性酸素は血液を酸化させて動脈硬化を引き起こす物質であり、動脈硬化は血管をボロボロに老化させ、脳梗塞や心筋梗塞を引き起こす元凶です。

また、一時的にせよ、血糖値が異常に高い状態が生じると、大量のインスリンが血液中に放出されることになります。

それが糖尿病や、高血圧、あるいは**認知症を起こすこともある**のです。

「血糖値スパイク」は、空腹状態でいきなり糖質（炭水化物）を食べることで引き起こされます。

だから朝食を食べない習慣のある人は要注意です。なぜなら前日の夕食からその日の昼食まで、約16～17時間も絶食をしていることになるので、体はエネルギーを欲して、急速に栄養を吸収しようと待ちかまえているからです。**朝ご飯はしっかり食べること**をおすすめします。

朝食を食べない習慣が「脳梗塞体質」につながる！

朝食を抜く習慣が続く

昼食まで12時間以上、
絶食状態が続く

血糖値が下がり、体は空腹感を覚え、
猛烈に糖分を欲する状態になる

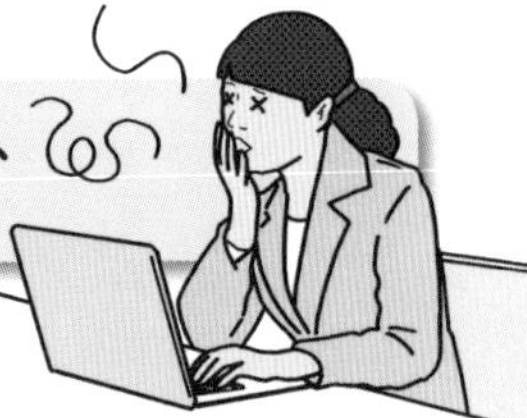

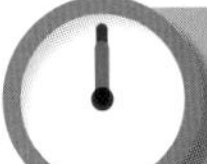

昼食　少量でも体は猛スピードで吸収

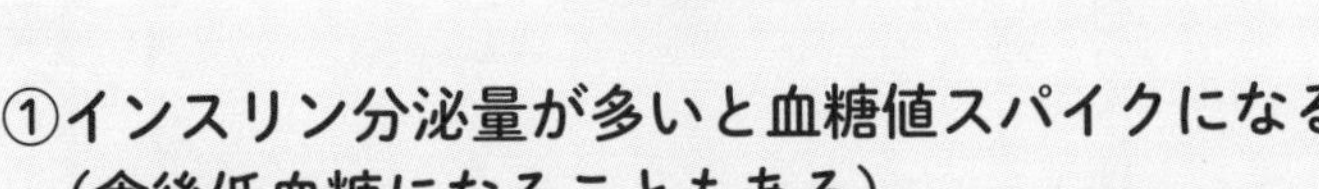

①インスリン分泌量が多いと血糖値スパイクになる
（食後低血糖になることもある）
②インスリン分泌量が少なかったりインスリン抵抗
性があり、インスリンが働きにくくなる

**糖尿病や脳梗塞などの
危険性が増す**

08 知らずになっている？突然死を招く「脳梗塞体質」

気づかずに小さな発作を繰り返しているかも

「血糖値スパイク」のほかに、もうひとつの隠れ糖尿病として、「食後血糖値の上昇が正常範囲内ではあるけれど、下がるのに時間がかかるタイプ」があります。このタイプの人は血糖値が高い状態が長く続くため、血管にダメージが与えられ続け、動脈硬化を起こしやすくなります。

血液中の余分な糖を素早く細胞に取り込み、必要なときにまた血液中に送り出すことを「糖代謝」といいます。食後血糖値が下がりにくい人は、この糖代謝が悪いと表現することができます。

さらに恐ろしいことに、「血糖値スパイクの人」や「糖代謝が悪い人」は、脳の血管が詰まる**脳梗塞を起こしやすい体質**になっています。脳梗塞と聞くと、歩けなくなるとか、言葉が出なくなるなど大きな発作を思い浮かべますが、実は気づかないような小さな発作はときどき起こっているのです。動脈硬化によって一瞬、詰まった血管が、すぐに血流を回復するというもので、こうした小さな発作は、**「ラクナ梗塞」**と呼ばれます。大きな発作を起こす人は、小さな発作を繰り返す脳梗塞体質であることが多く、それを避けるには食後血糖値をすみやかに下げることが重要です。

血糖値スパイクが引き起こす「恐ろしい病気」

脳梗塞・心筋梗塞

血液が酸化し、動脈硬化によって血管が老化すると起こる

糖尿病

若いうちから大量のインスリンが放出されることで、やがてインスリンが枯渇して出にくくなり、血糖値が下がらなくなって起こる

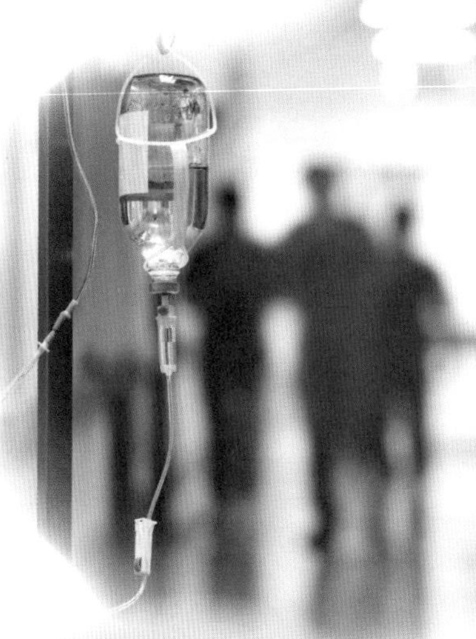

高血圧

糖化や酸化で血管が硬くなったり緊張が強くなったりして起こる

認知症

インスリンの多い血液によって誘発されることが研究で証明されている

09 焼き肉で、みるみる糖代謝が改善する仕組み

筋肉量の低下による「サルコペニア」には要注意

肉、卵、魚、乳製品などの動物性たんぱく質は、**筋肉を作る栄養源**ですね。実は筋肉と糖代謝は深い関わりがあります。血液中に多くなった血糖を取り込んでためる、倉庫のような働きをする臓器の代表が肝臓です。しかし、倉庫は肝臓だけではありません。体中の筋肉にも糖を貯蔵する大きな能力があるのです。**十分な筋肉がついていれば、糖質はグリコーゲンとして筋肉に貯蔵されるので糖代謝がよくなり、食後に増えた血糖をすっきり減らすことができる**のです。だからうまい焼き肉を食べてしっかり筋肉をつけましょう。

筋肉の重要性は、まだあります。

平均寿命が延びて問題になっているのが、「サルコペニア」です。これは「立つ、歩く、持つ」などの基本動作ができなくなる症状で、超高齢社会になり、要介護に陥る人は急増しています。

サルコペニアになる最大の原因は、筋肉の衰え。「年寄りが肉を食べると血管が詰まる」などというのは間違いです。たとえば50代なら、筋肉比率は最低でも体重の30％を維持したいところです。最近の高性能な体重計で、体脂肪率や筋肉量、骨密度をぜひ測ってみてください。

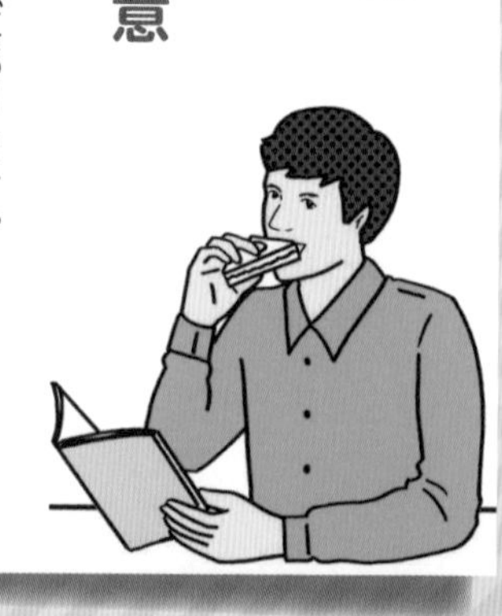

年代別　理想のBMIと筋肉量

■体に占める筋肉の比率（平均値）

年代	男性	女性
20代	44%	39%
30代	37%	37%
40代	34%	33%
50代	31%	30%
60代	29%	26%
70代	25%	23%

■BMIと筋肉量の目安

BMI	男性	女性
24.9以下	22kg	14kg
25.0以上	24kg	17kg

BMI計算式

体重（kg）  {身長（m） 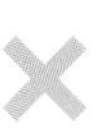 身長（m）} = BMI値

■BMI早見表

低体重	18.5未満
普通体重	18.5～25未満
肥満（1度）	25～30未満
肥満（2度）	30～35未満
肥満（3度）	35～40未満
肥満（4度）	40以上

例：体重70kg、身長165cmの人なら、
70（kg）÷{1.65（m）×1.65（m）}＝70÷2.7225
＝約25.71 → 肥満（1度）となる

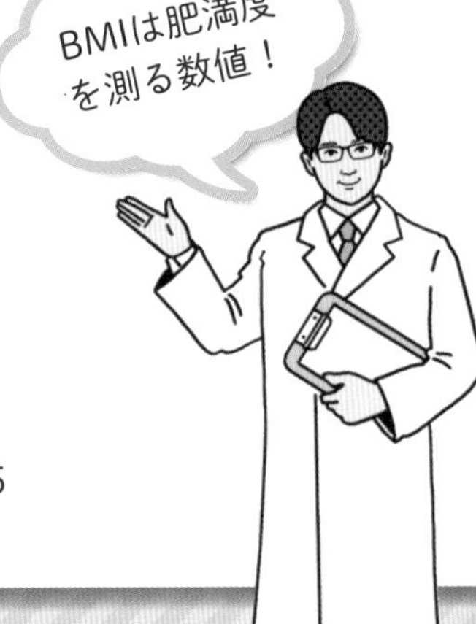

10 卵がコレステロール値を高めるなんて大ウソ

卵に勝るアミノ酸食品はない！

丈夫な筋肉を作るためには**「肉食」**のほか、**卵**のたんぱく質も忘れてはいけません。

大きさにもよりますが、卵1・5個には約10gの動物性たんぱく質が含まれていると覚えてください。一日に推奨されるたんぱく質は、体重が60kgの人なら60g、50kgの人なら50gです。一日4個の卵を食べれば、必要量の約半分が取れます。

ちなみに**卵を食べてコレステロールが上がるという考えは間違い**です。

この「誤った神話」は、1913年にロシアの科学者が行った、ウサギに卵を食べさせた実験がきっかけで生まれました。ウサギは草食動物ですから動物性のたんぱく質が異常を起こすのは当然です。1981年に日本で行われた実験では、健康な人に一日10個の卵を5日間連続で食べてもらいました。血液検査の結果、**コレステロール値には、まったく変化がなかった**ということです。

食品からとることができるアミノ酸のバランスを数値で表したものがアミノ酸スコア。**卵のアミノ酸スコアは100点満点**で、ほかの食品を評価する基準ともなっています。卵に勝る栄養食品はないともいえるのです。

卵1個に含まれる栄養素

（　）は、一日に必要な量に占める割合

栄養素	含有量	割合
たんぱく質	6.4g	（13%）
脂質	5.4g	（9%）
カルシウム	27mg	（4%）
マグネシウム	6mg	（2%）
リン	94mg	（10%）
鉄	0.9mg	（14%）
亜鉛	0.7mg	（10%）
ビタミンA	78μg	（13%）
ビタミンB_2	0.22mg	（18%）
ビタミンB_6	0.04mg	（3%）
ビタミンB_{12}	0.5ug	（21%）
ビタミンD	2ug	（40%）
ビタミンE	1mg	（13%）
葉酸	22ug	（9%）
エネルギー	79kcal	（4%）

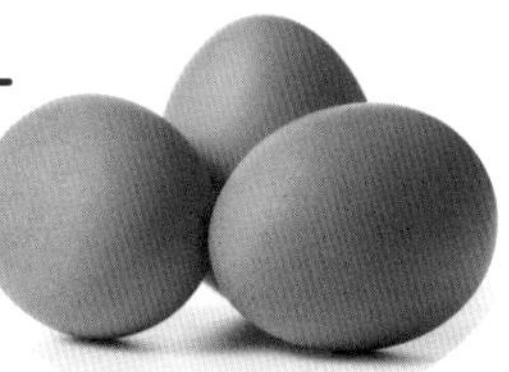

出典：全国鶏卵消費販促協議会資料
※ただし遺伝性の家族性高コレステロール血症など、コレステロール代謝異常のある人は要注意

アミノ酸スコア100点の超優良食材

牛乳	ヨーグルト	卵
ツナ	鶏肉	豚肉
牛肉	鰹節	
アジ	イワシ	

第2章

11 「寝ている間の低血糖」は脳に大ダメージを与える

血糖値の下げ過ぎは、死亡率を上げる

かつて糖尿病の治療では、血糖値を正常者と同じレベルまで下げることが目標でした。ところが最近の研究で、厳密に血糖値を下げる治療を続けるほうが、そこそこに血糖値を下げるより死亡率が高いことがわかってきました。なぜなら厳密に血糖値を下げると、夜間に寝ている間に低血糖を引き起こして、脳や内蔵に障害をもたらすからです。

低血糖になると気分が悪くなり、意識障害から死に至る可能性もありますが、高齢者は気分が悪くなっても低血糖と気づかないことがあります。

低血糖の疑いがあればただちにブドウ糖か砂糖を飲んで回復させる必要がありますが、認知機能障害のある人は、そうした行動をとるのも困難です。

糖尿病で健康障害をもたらすのは合併症であり、日本糖尿病学会は低血糖のリスクを避けるために、糖尿病治療目標値としてヘモグロビンA1c（エーワンシー）（16ページ参照）**6・9％以下**と設定しました。

糖尿病治療薬として、インスリンやインスリン分泌促進薬を使用している場合には、食事摂取量が少ないときに低血糖が起こりやすくなります。そのため認知機能障害やADL低下のある人では、血糖目標値が高めに設定されています。

ヘモグロビン A1c の基準値と治療目標値

■血糖コントロール目標値（日本糖尿病学会）

正常値	5.9% 以下
合併症予防のための目標	6.9%以下
治療強化が困難な際の目標	7.9%以下

■65 歳以上の高齢者の場合

<table>
<tr><th colspan="2" rowspan="2">患者の特徴・健康状態</th><th colspan="2">カテゴリーⅠ</th><th>カテゴリーⅡ</th><th>カテゴリーⅢ</th></tr>
<tr><td colspan="2">①認知機能正常
かつ
② ADL 自立</td><td>①軽度認知障害～軽度認知症
または
②手段的 ADL 低下、基本的 ADL 自立</td><td>①中等度以上の認知症
または
②基本的 ADL 低下
または
③多くの併存疾患や機能障害</td></tr>
<tr><td rowspan="3">重症低血糖が危惧される薬剤（インスリン薬剤、SU薬、グリニド薬など）の使用</td><td>なし</td><td colspan="2">6.9%以下</td><td>6.9%以下</td><td>7.9% 以下</td></tr>
<tr><td rowspan="2">あり</td><td>65 歳以上
75 歳未満</td><td>75 歳以上</td><td rowspan="2">7.9%以下
（下限 7.0%）</td><td rowspan="2">8.4%以下
（下限 7.5%）</td></tr>
<tr><td>7.4%以下
（下限 6.5%）</td><td>7.9%以下
（下限 7.0%）</td></tr>
</table>

※ ADL とは、日常生活の動作を行えるかの指標
出典：糖尿病治療ガイド 2018 ～ 2019

無理がないのが、
一番健康に
いいね
ちゃんと
ご飯も食べ
ましょう

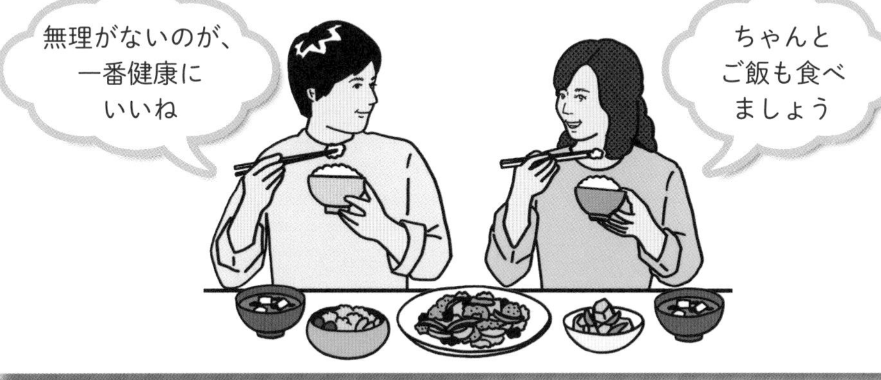

12 毎回針を刺さなくていい「血糖値測定器」が登場！

血圧のように、手軽に血糖値が把握できる！

これまでの血糖値測定器は血圧測定器と異なり、指先などに針を刺して自分で採血して測る計器があるだけでした。扱いが面倒なために測定する機器は一般家庭に普及しませんでした。

ところが近年、画期的な商品が開発されました。イギリスのアボット社が発売した「ＦｒｅｅＳｔｙｌｅリブレ」は、腕に使い捨てのセンサーパッチを貼るだけで、血糖値を計測でき、大きさも直径35㎜とコンパクトです。

日本でも販売が始まり、**インスリン治療を受けている人には保険が適用**されています。

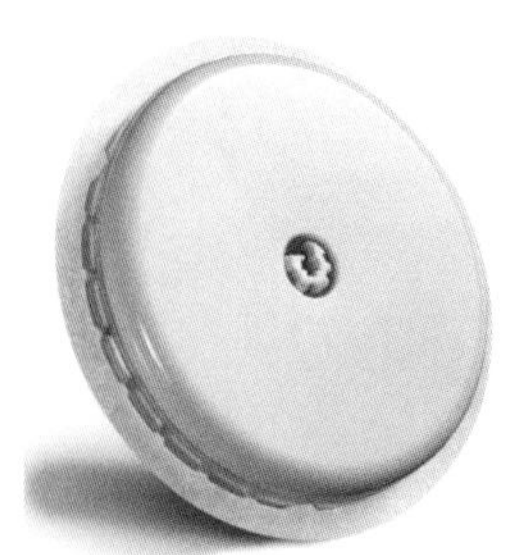

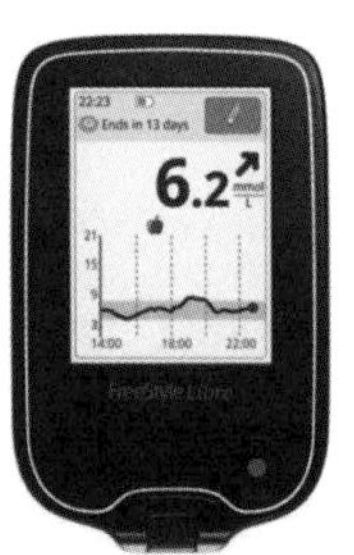

「FreeStyleリブレ」は、センサーパッチ（左）を腕に貼り、リーダー（右）を近づけると血糖値が表示される。センサーは15分ごとに90日分のデータを保存してくれる。食事の内容さえ記録しておけば、何を食べたときに血糖値が上がったかを知ることができる。アマゾンや薬局などで7500円前後で購入できる。

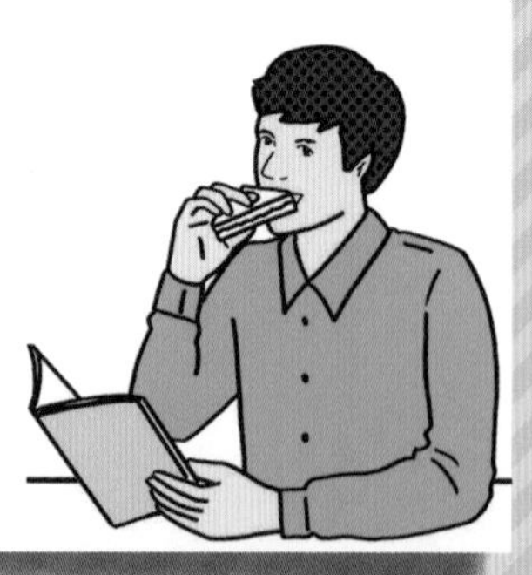

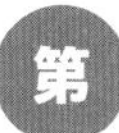

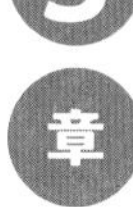

第3章 飲んでも食べても血糖値が下がる最高の法

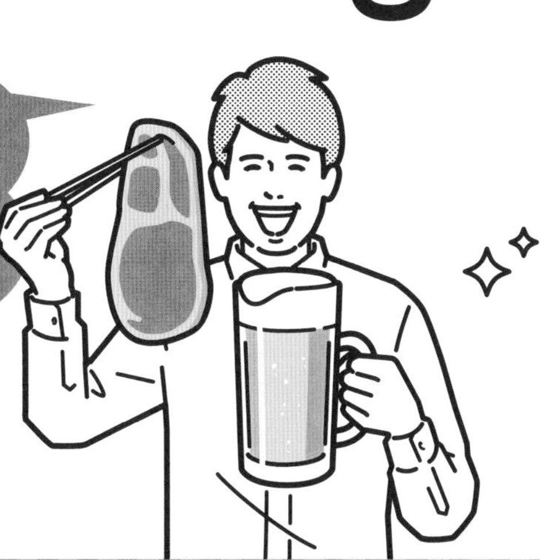

13 「消化に悪い食べ物」が血糖値を防ぐ味方に！

うどんの前にサラダを食べるだけ！

消化のいい食品は胃腸にやさしく、逆に消化の悪い食品は胃腸に負担をかけそうな気がします。でも生活習慣病を避けるうえでは、**「消化の悪い食品」は強い味方**となってくれます。わかりやすい例で説明しましょう。消化のいい食品の代表は、うどん。純度の高い小麦粉が細かく製粉されており、食べたらすぐにブドウ糖に分解されます。

一方、消化の悪い食品の代表が、食物繊維。消化されづらいため、腸の中にいつまでもグズグズと残ります。そしてこの間に腸の中に溜まった余分な脂肪を絡め取り、便と一緒に体の外に排出してくれるのです。食物繊維は腸の掃除人なのです。

お昼にうどん屋さんに入った場面を想像してください。ランチセットを注文すると、サラダがついてきました。どちらを先に食べますか？

うどんはすぐに分解されるのに対し、サラダを胃や腸に先に入れると、食物繊維が吸収を邪魔するため、ブドウ糖が血液中に流れ込むまでには、それなりの時間がかかります。どちらが血糖値を素早く上げるかは明らかですね。

消化しにくい食物繊維を先に食べるだけで、食後血糖値の上昇はゆるやかになるのです。

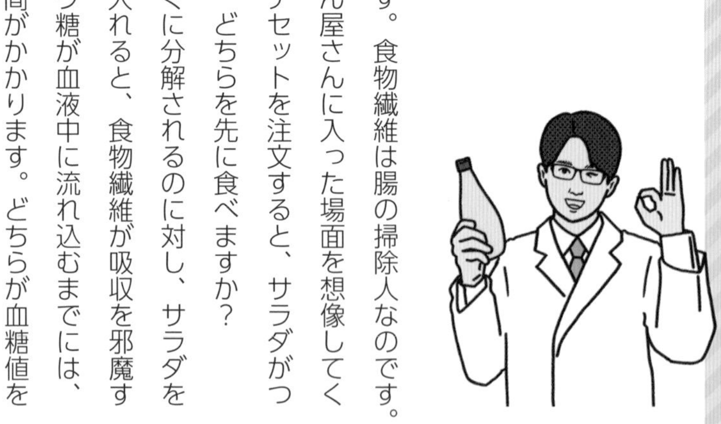

すきっ腹にうどんを食べたとき

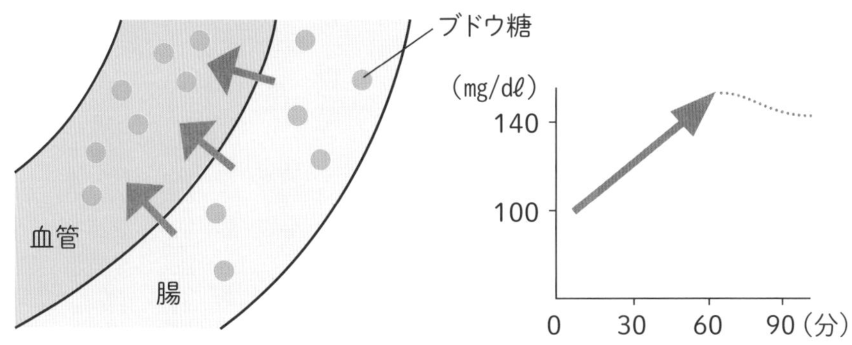

うどんはすぐにブドウ糖に分解され、みるみる体内に吸収される。その結果、血糖値が急上昇する。

先にサラダを食べたとき

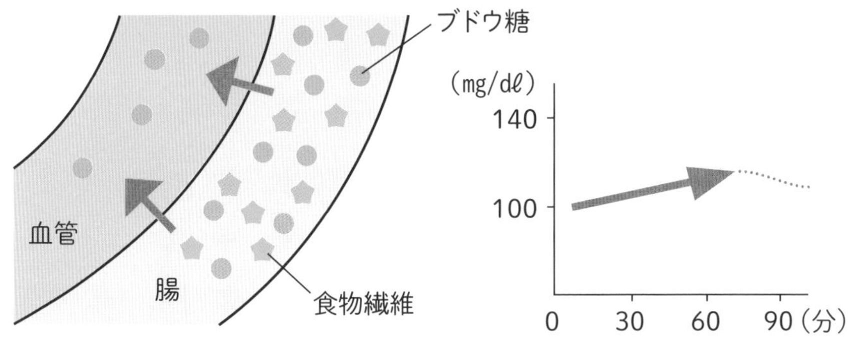

サラダの食物繊維が腸の中で邪魔をするため、ブドウ糖の吸収が遅くなる。その結果、血糖値の上昇は遅くなる。

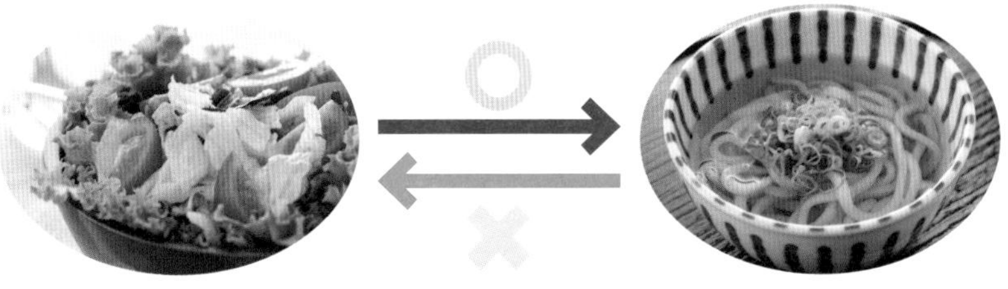

14 食べる順序を変えると人生が変わる

夕食の献立で、最後に食べるといいのはどれ？

食べる順序で、食物繊維と並んで**先に食べたい食品が、肉や魚**です。空腹時の吸収がいいときにしっかりたんぱく質をとってほしいからです。

特に食の細い人は、先にほかのものを食べてしまうと、たんぱく質が十分にとれなくなることがあります。

では、ある日の夕食のメニューで、食べる順序を考えてみましょう。

今日の献立は、豚肉の生姜焼き、ポテトサラダ、冷や奴、わかめの酢のもの、そして、ご飯と里いもの味噌汁です。さあ、食後血糖値を上げないためには、どの順序で食べますか？

引っかかりやすいのが、ポテトサラダです。

野菜は一番先に食べたいところですが、じゃがいものでんぷんは糖質がたっぷりと含まれているのでなるべく後回しにするほうがいいでしょう。

先に食べたいのは、冷や奴、豚肉の生姜焼き、わかめの酢のもの。その次にポテトサラダ。ご飯、里いもの味噌汁は、最後にしましょう。

お腹がすいているときに炊きたてのご飯を出されたら、つい先に食べてしまいがち。でも、最後にすれば、量が少なめでも満足できるのです。

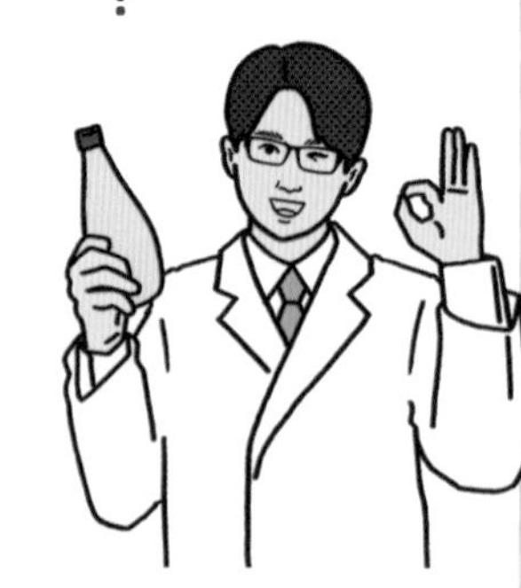

医者が勧める「理想的な食べ方の順序」

冷や奴

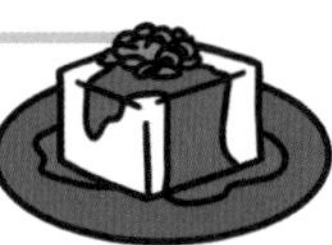

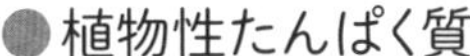

- 植物性たんぱく質

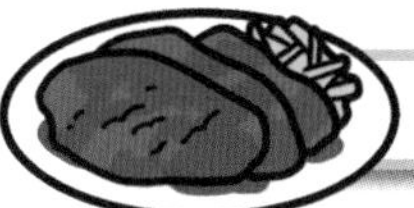

豚の生姜焼き

- 動物性たんぱく質（肉、魚、練りものなど）
- 揚げ物の衣など、なるべく炭水化物が入っていないもの

わかめの酢の物

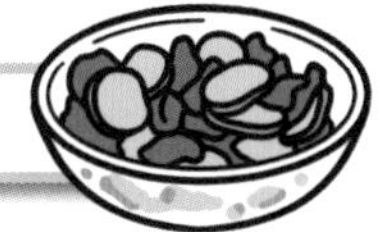

- 食物繊維
- 肥満の人は一番最初に食べてもいい

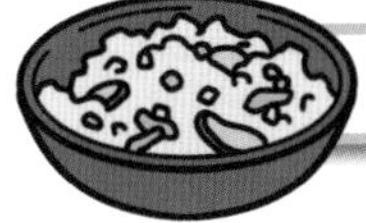

ポテトサラダ

- 葉ものが多い野菜サラダなら先でもいい

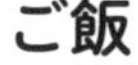

ご飯

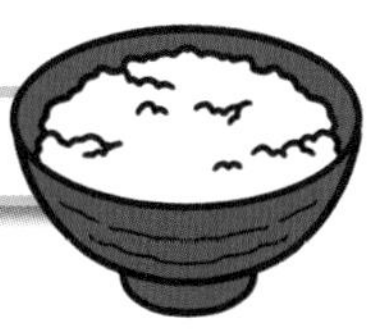

- 炭水化物はなるべく最後のほうに

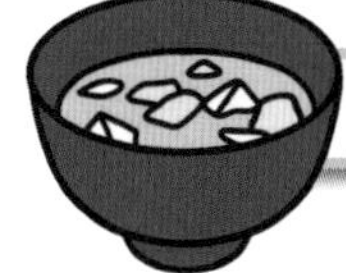

里いもの味噌汁

- 炭水化物の具が入っていなければ一番先でもいい

15 超ズボラ流メニュー「炭水化物は白よりも黒」

ご飯を雑穀米に変えるだけで35％も糖質オフ

一日の糖質量を管理するにあたり、**ポイントとなるのはご飯**です。一日3膳のご飯を食べると、それだけで糖質165gとなり、目標の200gにすぐリーチがかかります。また、丼物のご飯の量は、お茶碗1膳分よりも多いのが一般的です。

だから1膳あたりのご飯の量を減らすこと。何も半分にする必要はありません。せいぜい10～20％減らせば、一日2回食べたとしても、ご飯による糖質は88gほどですみます。

さらに**「玄米」**であれば、成分に含まれる食物繊維が腸の中に居座るため、**糖の吸収がゆっくり**になります。血糖値の上昇も抑えられます。

玄米や雑穀米は、食物繊維やミネラルを含んだ優良食品です。100gあたりに含まれる糖質量は、白米の37gに対して、玄米34g、雑穀米30gで、それぞれ、10％、20％減らせます。

白いご飯と玄米の関係は、食パンと全粒粉のパンにも当てはまります。また、うどんとそばは、原料が違いますが、そばのほうが食物繊維やミネラルを含みます。**気がつくのは、白いものは糖質が多く、黒いものは食物繊維が多いということ。**炭水化物は、なるべく黒いものを選びましょう。

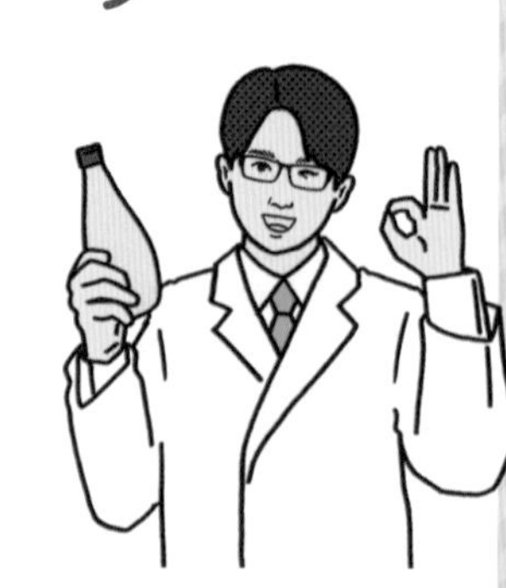

どうしても
白米がいいと
いう人は、納豆を
プラスしよう！

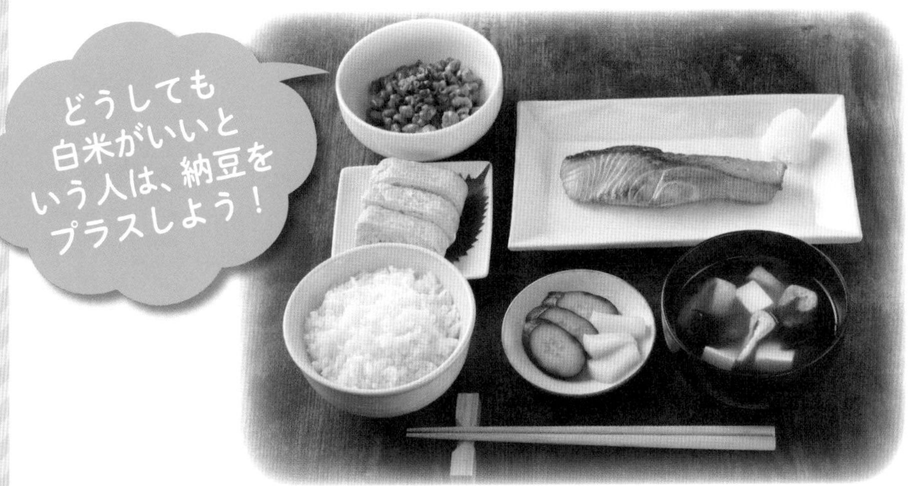

納豆に含まれる「魅力いっぱいの栄養素」	
たんぱく質	筋肉や内臓の組織を作る
脂質	エネルギー源、神経組織の材料になる
ビタミンB	糖質をエネルギーに変換する
カルシウム	骨や歯を作る
鉄	血液の材料になる
カリウム	塩分の排出に欠かせない
食物繊維	脂肪、糖質の吸収抑制、整腸作用がある
レシチン	細胞膜、生体膜、脳、神経の材料になる
イソフラボン	強い抗酸化作用を持つポリフェノールの一種
ナットウキナーゼ	血栓（けっせん）を溶かす働きがある酵素
大豆サポニン	抗酸化作用に優れた栄養素
大豆ペプチド	たんぱく質の分解で作られる成分。疲労回復効果がある

16 これだけはやめておきたい「ダブル糖質メニュー」

血糖値を急上昇させる悪い食習慣

日常的に食べている食品の中には、糖質の多い食材がダブルで使われているものがあります。

まず注意したいのが**ポテトサラダサンド**。ある食品メーカーのポテサラサンド1個に含まれる糖質は33・2gで、栄養素に占める炭水化物の比率は70％に達しています。「サラダ」とつくのでヘルシーなイメージですが、だまされてはいけません。

ダブル糖質の代表として殿堂入りさせたいのが、**焼きそばパン**です。好きな人は多いでしょうが、糖質エネルギー爆発の逸品。また、お好み焼きに焼きそばを入れる「**モダン焼き**」に甘いソースをたっぷりかければ、なんとトリプル糖質です。

秋になると食べたくなる**栗ご飯**。しかし栗も糖質を多く含む食材です。少量にとどめましょう。

そばでは、**けんちんそば**や、**とろろそば**は、明らかなダブル糖質です。とろろは麦飯やそばにかけるのではなく、まぐろの山かけでいただきましょう。**きつねそば**のお揚げも、砂糖で甘く煮ていますから、避けたいところです。

もちろん、**そばとご飯もののセットや、ラーメンとライスなどのセットは、メタボまっしぐらの組み合わせ**です。

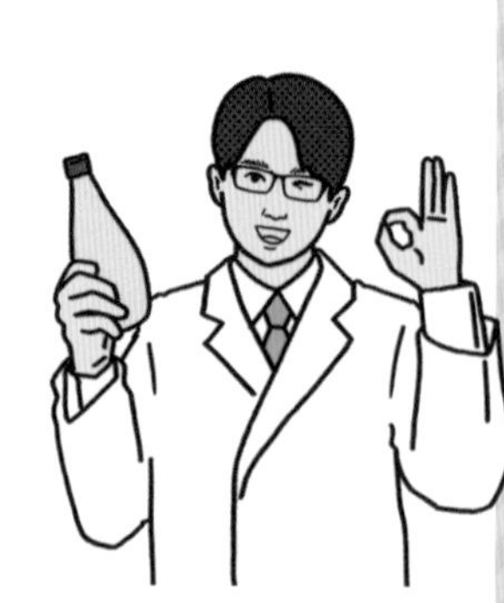

避けてほしいダブル糖質、トリプル糖質のメニュー

糖質 ＋ 糖質 は要注意 ✕

糖質 ＋ 糖質

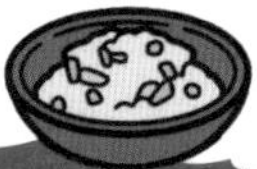

ポテト ＋ パン → ポテサラサンド

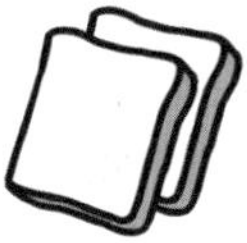

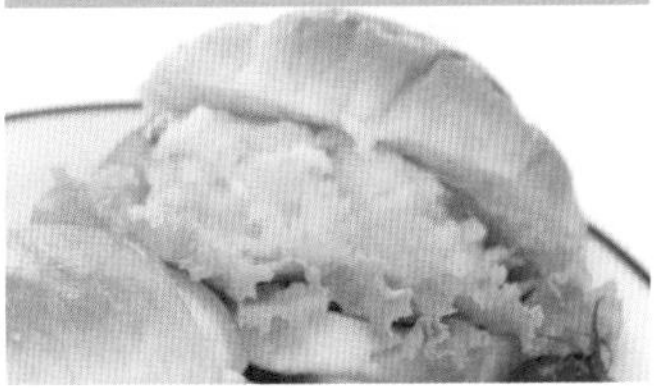

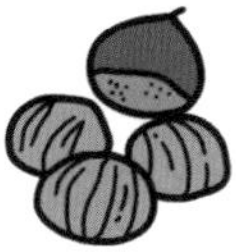

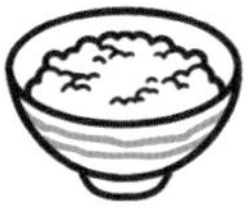

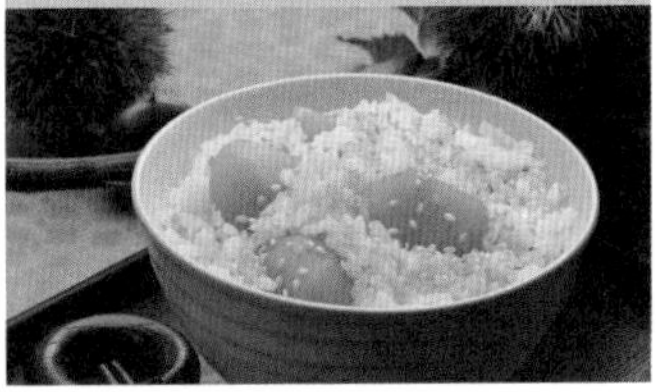

炭水化物比70％

栗 ＋ 白米 → 栗ごはん

ラーメン ＋ 白米 → ラーメンライス

炭水化物比は限りなく100％に近い

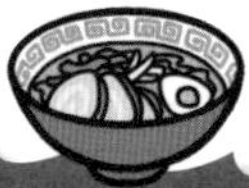

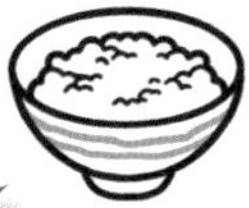

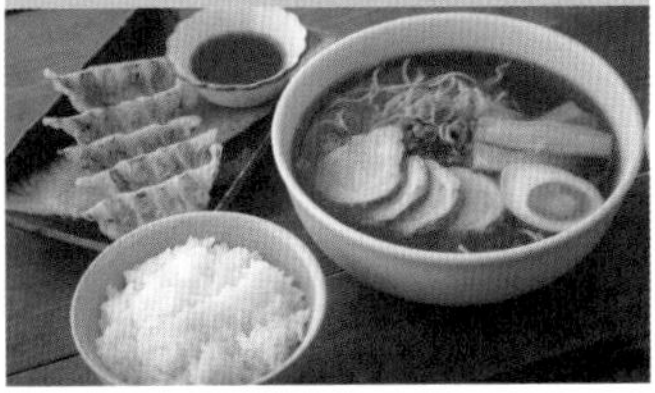

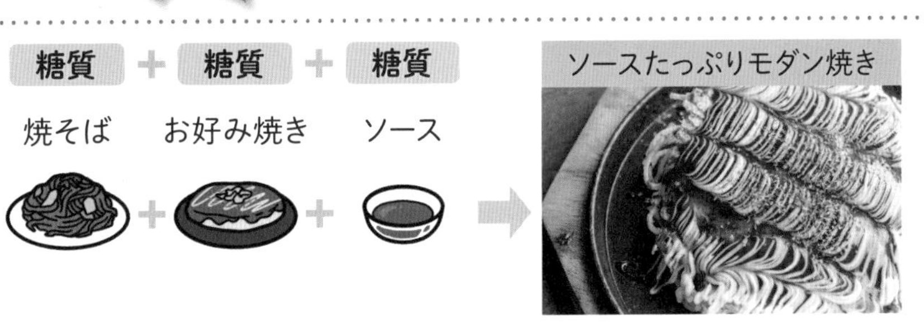

糖質 ＋ 糖質 ＋ 糖質
焼そば ＋ お好み焼き ＋ ソース → ソースたっぷりモダン焼き

17 「フルーツの健康神話」はウソだった!?

あの甘さは即、血糖値上昇のもと

フルーツはビタミンを豊富に含み、健康食の象徴のように崇められています。それだけに、**「フルーツを食べ過ぎると血管が老化します」**と指摘すると、多くの人が驚かれます。

糖質は化学式によって、単糖類、二糖類、多糖類の3つに分類されます。単糖類は最も単純な構造をもち、腸から素早く吸収されます。代表はブドウ糖で、ハチミツの成分として知られています。

二糖類、多糖類は消化液による分解という過程を経て、ブドウ糖になってから体内に吸収されます。多糖類のほうが吸収までには手間と時間がかかります。じゃがいものでんぷんはこちらです。

問題は、フルーツに含まれる果糖です。果糖はブドウ糖と同じ単糖類。腸に入った途端に素早く吸収されます。ブドウ糖ほど急激には血糖値は上がりませんが、しっかりエネルギーとして蓄積されるので、間接的に血糖値に影響します。

特に、もも、メロン、ぶどう、かきなど改良が進んだ最近の甘〜い品種は要注意。

とはいうもののフルーツは、ビタミン、ミネラルが豊富なのも事実。だからエネルギーを必要とする朝食に楽しめばいいのです。

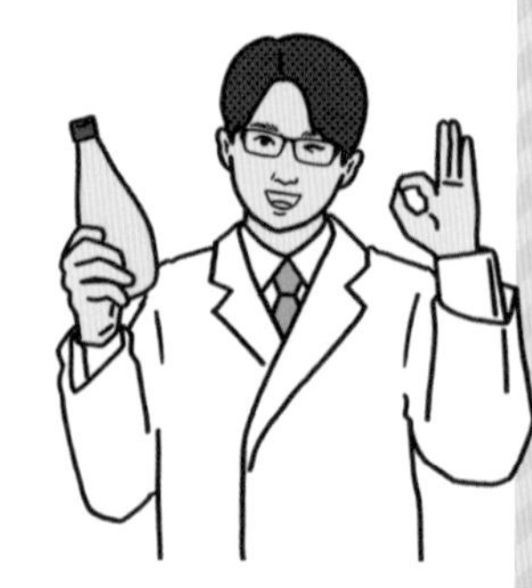

糖質は３種類 ――ズボラの常識

糖質	分類	種類	主な食品
糖質	単糖質	ブドウ糖	ハチミツ
		果糖	フルーツ
	二糖質	ショ糖	砂糖
		乳糖	牛乳
	多糖質	セルロース	紙など。基本的に食品には含まれない
		でんぷん	いも類、にんじん
		グリコーゲン	動物性の糖質、えび、レバー

リスクが高い

吸収が早い ↑ 吸収がゆるやか

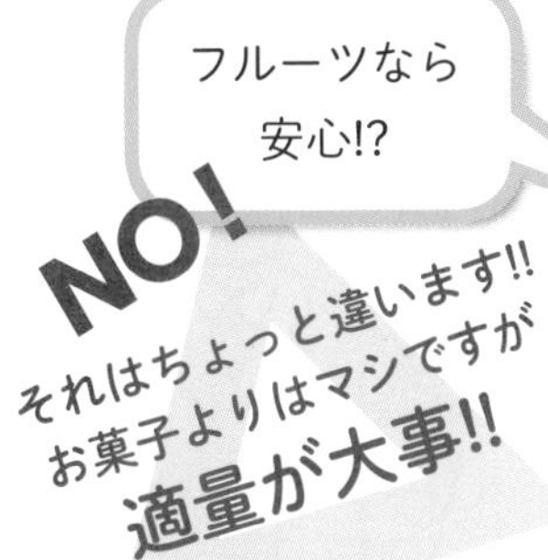

甘味を追加したジュースやスムージーは血糖値に極悪です

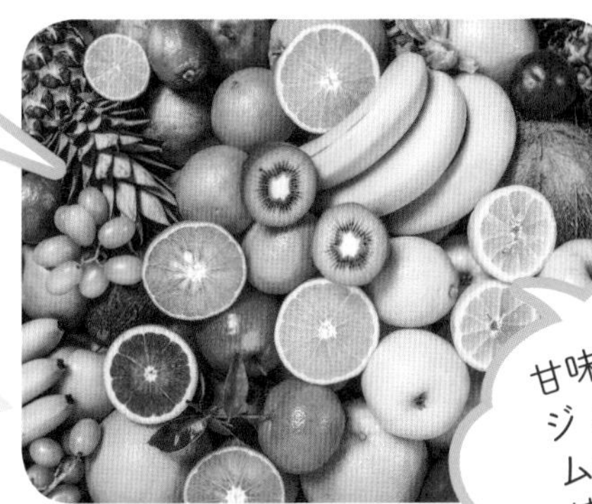

18

「早食い」のクセを治す最強ズボラワザ

「20回噛む」を習慣にする

人間が満腹を感じるのは、お腹に食物がたくさん入ったからではありません。血糖値が上がると、脳の視床下部にある満腹中枢がそれを察知し、「もう十分に栄養をとった」と指令を出すからです。

食事を始めてから満腹中枢が反応するまで、約20分かかります。だから10分、15分で早食いをすると、十分な栄養をとっているのに満腹感を覚えません。それが食べ過ぎの原因になるのです。

逆に懐石料理やフレンチのコース料理のように少しずつゆっくり出てくると、あまり量を食べていないのに満腹感を覚えます。

また、**1人で食事をすると、どうしても早食いになりがちです。**なるべく同僚や友人を誘いましょう。もし1人なら、**「ながら食事」**を試してみてください。新聞を広げながら、スマホをチェックしながら……。血糖値を気にする歳になったら、もうお行儀のことはいいでしょう。

早食いの人は、ほとんど噛まずに飲み下し、次から次に食べ物を口に入れる傾向にあります。**食べ物を口に入れたら20回は噛むことを目標にしましょう。**うまくいかない人はせめて10回、あるいはひと口食べるたびに箸(はし)を置いてみてください。

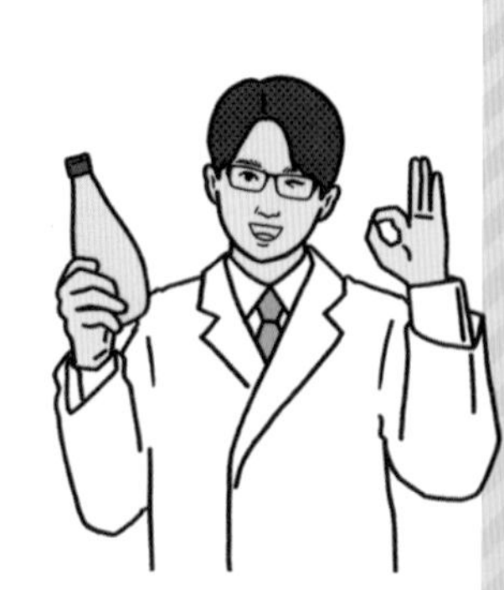

ゆっくり食べるための工夫

食材の色や香り
も楽しもうね♥

対策1

同僚や友人たちと
「一緒に食事」
する

対策2

「ながら食事」
をする

一口食べたら
「20回もぐもぐ」を
習慣にね！

よく噛むと
頭もよく
なるんだよ

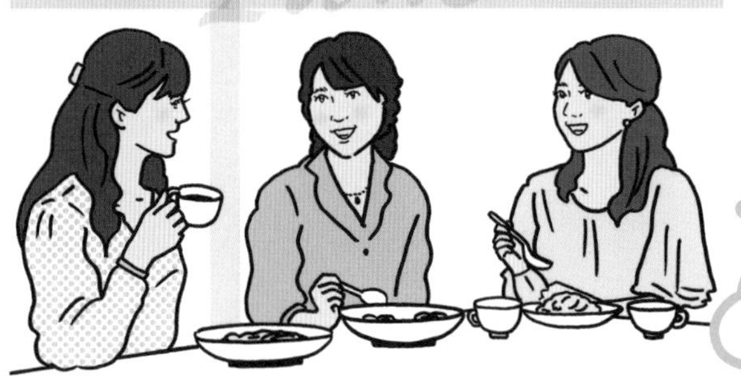

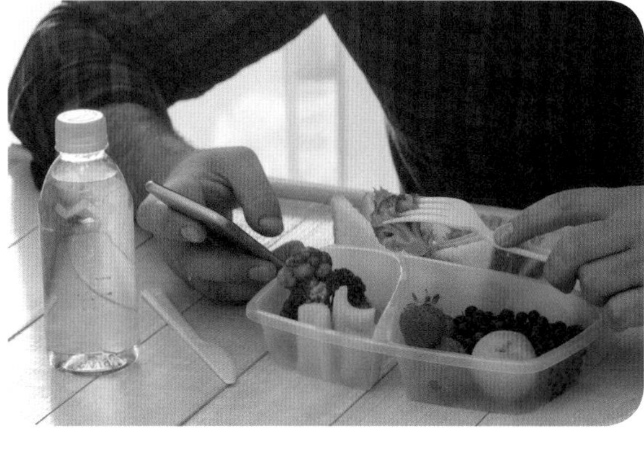

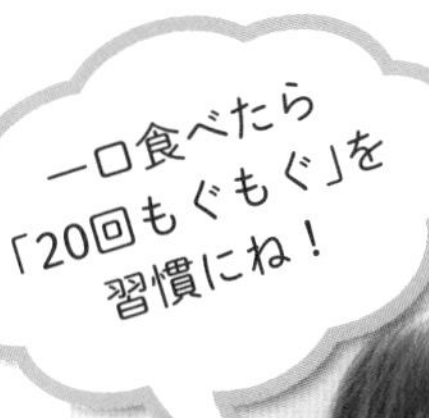

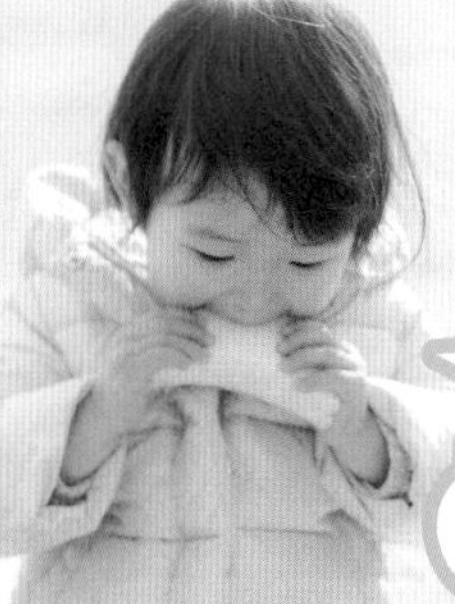

対策3

よく噛む

19 夕食が遅くなる人のための「健康ランチ術」

夜遅くのラーメンだけは絶対にNG！

ランチにパスタやうどん、ラーメンを食べる人は多いのですが、**どうしても早食いになりやすいのが、麺類です。**スープと一緒に口に入れると、よく嚙まずに飲み下してしまいますね。

しかも、麺類は炭水化物の比率が高い食材です。早食いになるうえに糖質が多いのですから、食後血糖値が最も上がりやすい危険な食べ物です。

「麺は特にゆっくり食べましょう」といいたいところですが、これぱかりは時間をかけていると、伸びてまずくなります。**いっそ麺類を食べる回数を減らし、週に1回程度にしておきましょう。**

食後血糖値を下げるためには、食後の活動量がポイントになります。食べた後にじっとしていると、血糖値が十分に下がってくれません。

理想をいえばベッドに入る4時間前には夕食を食べ終えたいところです。夕食を終えて1時間以内に眠る生活を続けていると、血糖値が下がりづらい体質になっていきます。

仕事からの帰りが遅く、1人で夕食を食べるのであれば、3食のバランスを見直すのが得策です。夕食をなるべく軽くして、そのぶん朝食や昼食をしっかりとりましょう。

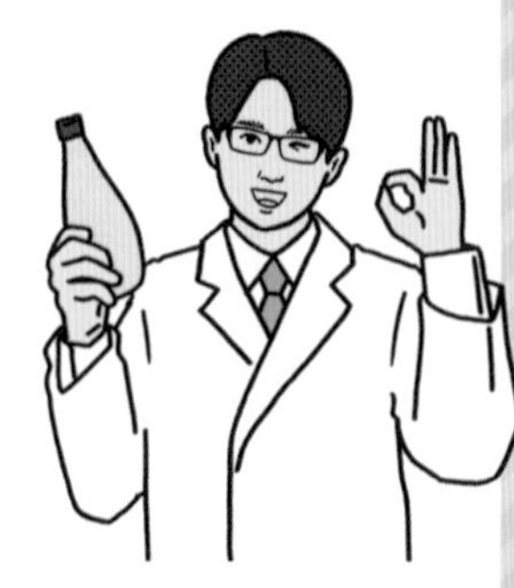

朝食7時、昼食12時、夕食19時の場合の血糖値の上昇の仕方

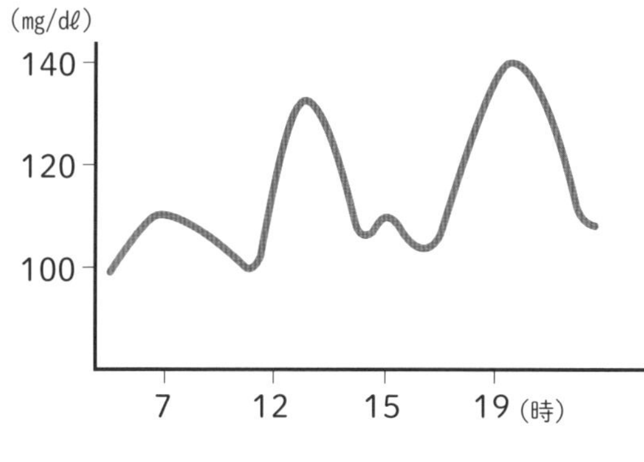

一日3食

一日3食の食習慣は、食後血糖値の上がり方が大きくなる。特に夕食後に高くなりやすい。

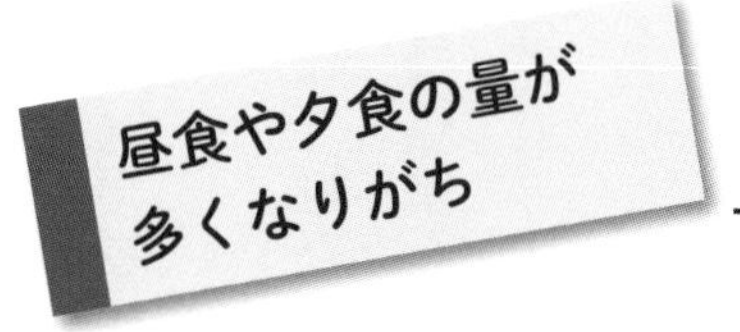

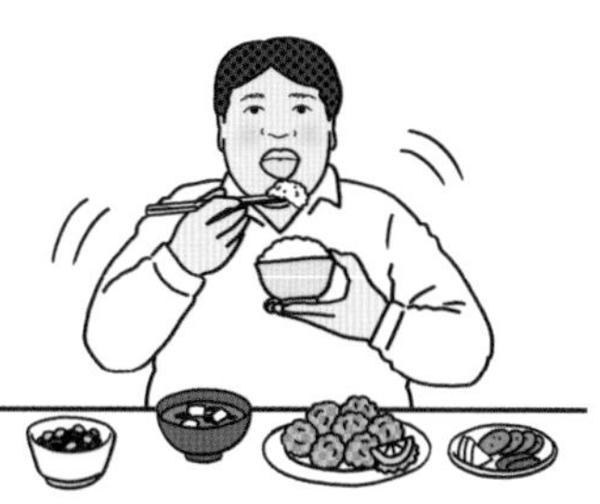

少量ずつ一日5回、食物をとった場合の血糖値

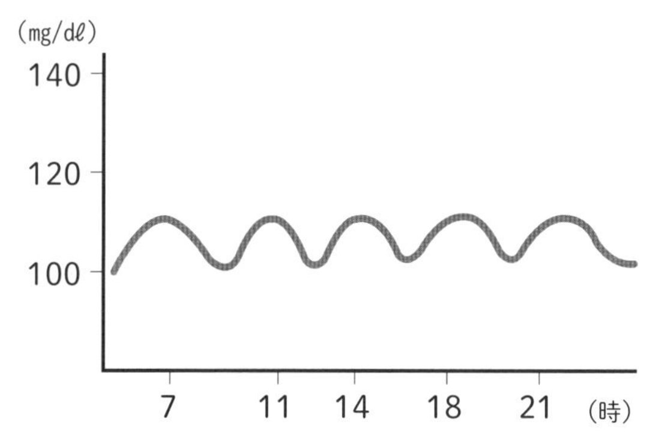

一日5食

ちょこちょこ食べる一日5食は、血糖値の変動が小さくなる。

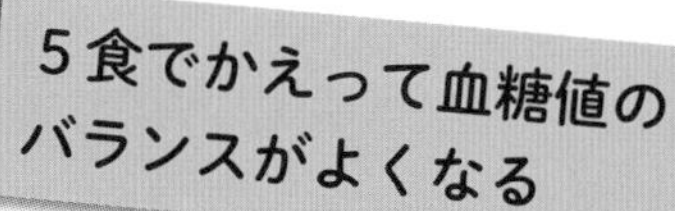

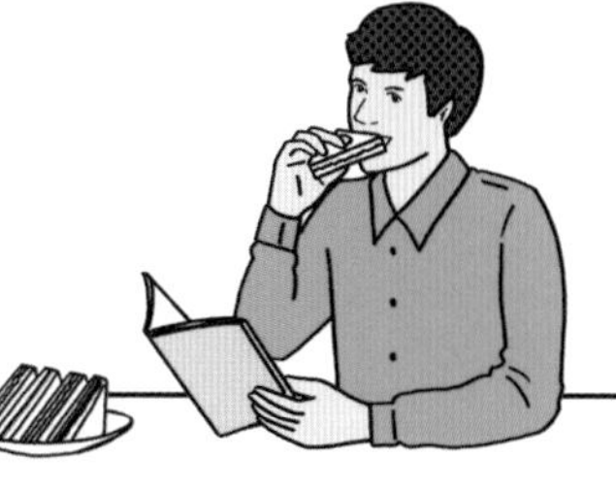

20 ちょこちょこ食べる一日5食は血管が老けない

気分もマメにリフレッシュできる!

日本では、「一日3食」が一般的ですが、**世界には、一日5食、6食と食べる国や地域は結構あります**。その代わり、1食あたりの量はかなり少なめ。簡単にいうと、血糖値が下がってお腹がすくと、それを補充するというイメージです。

1食の量が少ないということは、食後血糖値の上昇も小さいといえます。血糖値のグラフでいえば、小さく上がって、小さく下がるカーブになります。これはある意味、理想的な食事といえます。空腹でストレスが溜まるとイライラして攻撃的な性格になったり、過食を誘発したりして、長い目で見ると損なことが多いのです。

食事の時間を自由に決めることのできる人は、こんな食事のとり方はいかがでしょう。

- 午前7時……牛乳とバナナ
- 午前11時……全粒粉パンのBLTサンド
- 午後2時……チキンと野菜のサラダ
- 午後6時……炊き込みご飯(小)とスープ
- 午後9時……冷や奴、アジの開き、ビール

大切なのは、ドカ食いをしないということです。特に活動量が減る夜の時間に、まとまった食事をするのはよくありません。

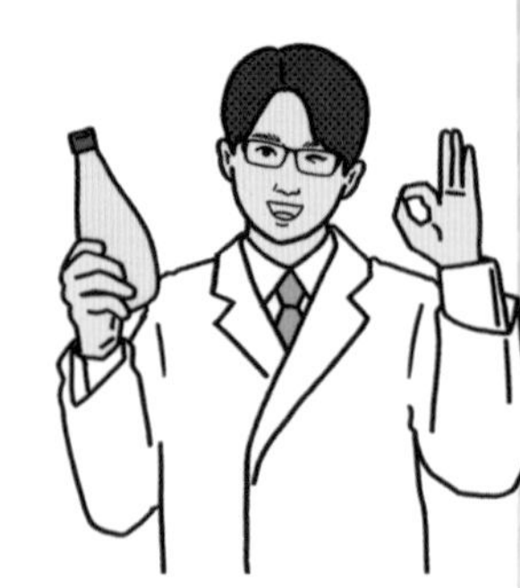

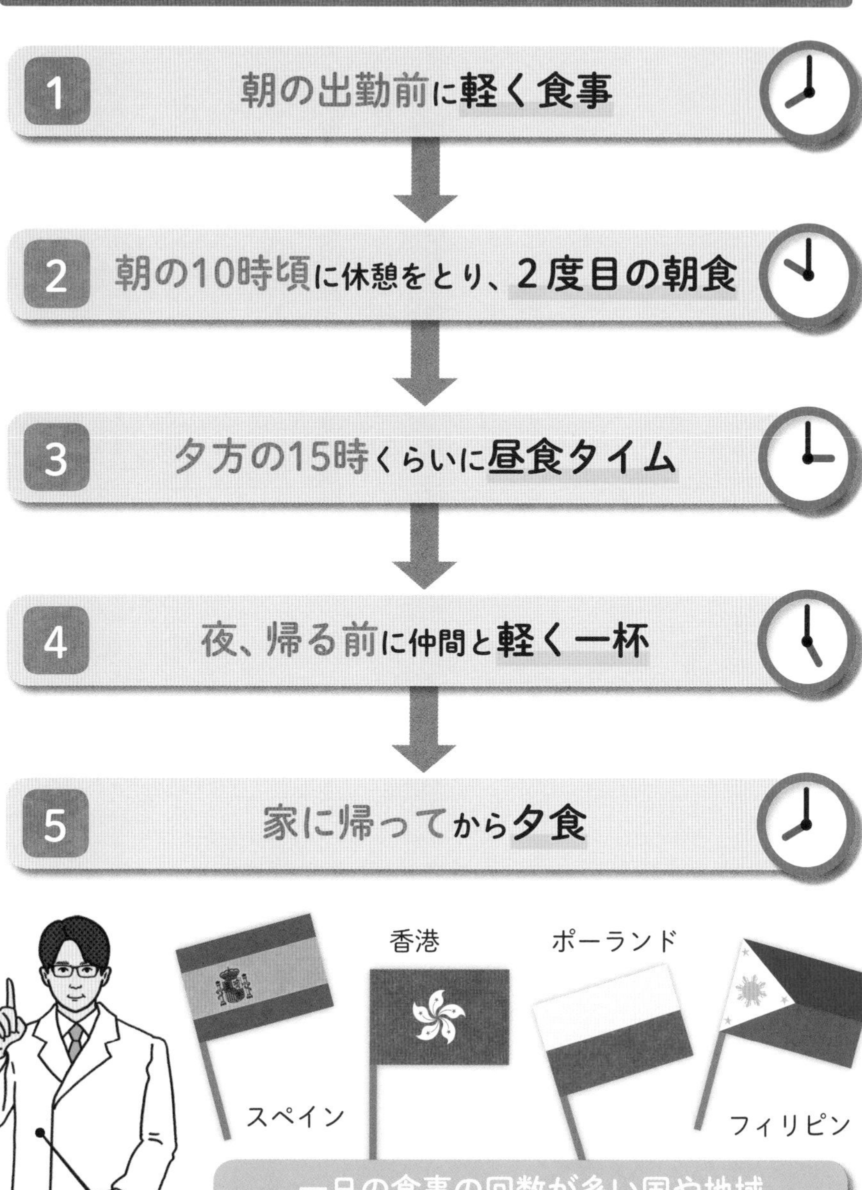
空腹ストレスと無縁の「快適一日5食生活」
1 朝の出勤前に軽く食事
2 朝の10時頃に休憩をとり、2度目の朝食
3 夕方の15時くらいに昼食タイム
4 夜、帰る前に仲間と軽く一杯
5 家に帰ってから夕食
香港
ポーランド
スペイン
フィリピン
一日の食事の回数が多い国や地域

21

アメリカ農務省が認めるDASH食を日本人向けに進化させた食事法！

エビ、タコ、青魚、貝類、海藻もたっぷり！

生活習慣病を抑える理想食として知られるのが、**アメリカ合衆国農務省も推奨するDASH食**です。**DASH食で注目している栄養素は、カリウム、カルシウム、マグネシウム、食物繊維、たんぱく質です。**カリウム以下のミネラルは脱塩効果が認められ、血圧を下げる効果が期待できます。

具体的には、ブロッコリー、ほうれん草などの野菜、リンゴ、キウイなどのフルーツに加え、ナッツ、乳製品などで構成されています。

このDASH食のもとになったものがヨーロッパの地中海食です。魚、エビ、タコ、貝類といった海産物がたんぱく源となり、オリーブオイルやワイン、野菜ではトマトが主役となり、大麦パンもすすめられます。なお、食物繊維はさまざまな食品に含まれていますが、近年、**穀物由来のものがよりよい**、という説が有力になってきました。なかでも**大麦の食物繊維が最もいい**そうです。

地中海食に肉、卵などの動物性たんぱく質、さらに日本の風土に合った海藻を加えると、最強の健康食になります。ズボラな人は、ナッツやするめイカを常備しておき、小腹が減ったら、もぐもぐするといいのです！

日本風にアレンジした新 DASH 食

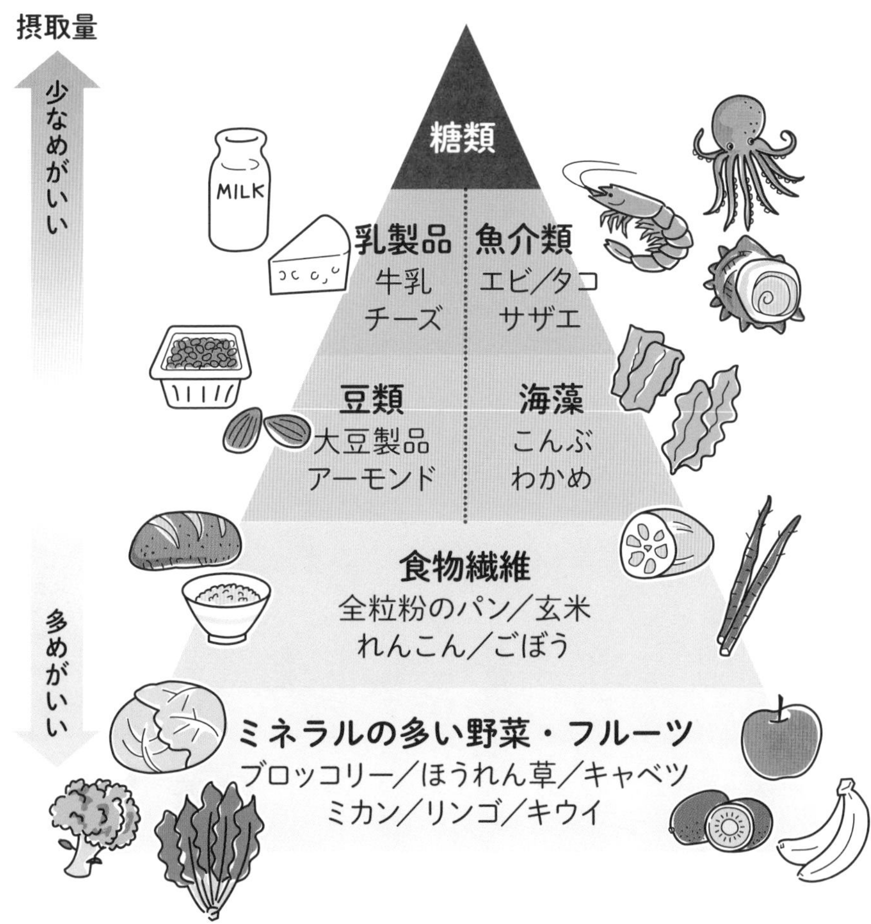

下層にある食材ほど多くとろう

DASH食 ＋ 和食 ＝ 新DASH食!

22 まさかスポーツドリンクや野菜ジュースが糖質過剰のもとなんて!?

甘いものを食べると疲れがとれる、は間違っている！

15ページの一日の糖質摂取量のグラフを見ると、**特に50代、60代、30代の女性が糖質を取り過ぎて**います。どうしてでしょう？

女性の過剰糖質は、間食が原因と考えられます。職場のデスクの引き出しにいろいろなお菓子を常備している人も多いでしょう。砂糖の甘さには中毒性があります。**疲れたときに甘いものを食べると元気が出るというのは幻想です。**一時的に脳の中枢が刺激されて快感を覚え、元気になったと錯覚するだけで、またすぐに砂糖がほしくなります。食べるなら「糖質控えめ」のものがおすすめ。

お菓子以上に**問題なのが清涼飲料水**です。水分に含まれる糖質は、固形物よりも吸収が早くなります。ぐびぐびと勢いよく飲めば、次の瞬間に血糖値がうなぎ上りに！

野菜ジュースやスポーツドリンク、クッキータイプの栄養補助食品といえばヘルシーなイメージがありますが、基本的には甘くないと売れないので、メーカーは甘味を添加しています。

近年、子どもの糖尿病が問題になっていますが、主な原因はお菓子と清涼飲料水です。親が正しい知識をもたないと悲劇が生まれてしまうのです。

お菓子に含まれる糖質量

ショートケーキ	100g	46g
ホットケーキ	2枚	30g
あんぱん	1個	26g
プリン	1個	16g
シュークリーム	1個	10g
アイスクリーム	1個	22g
せんべい	2枚	10.7g

清涼飲料水に含まれる糖質量

コーラ	500mℓ	60g
缶コーヒー	250mℓ	26g
スポーツドリンク	500mℓ	40g
サイダー	500mℓ	52g
野菜ジュース	200mℓ	15g
お茶	500mℓ	0g

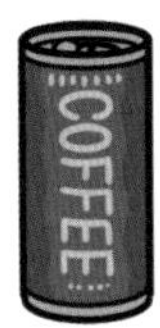

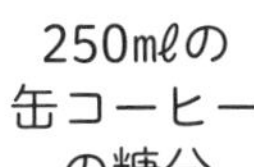

250mℓの
缶コーヒー
の糖分

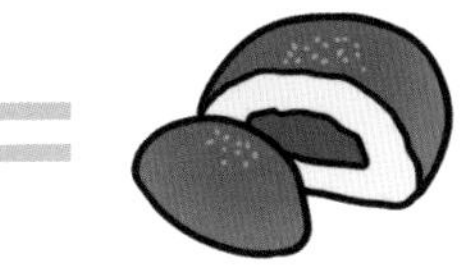

あんぱん
1個の糖分

お昼に250mℓの缶コーヒーを飲むことは、メニューにあんぱん1個を加えるのと同じだ！

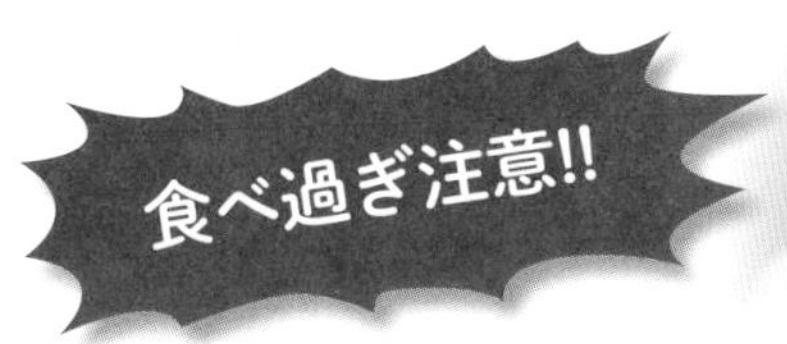

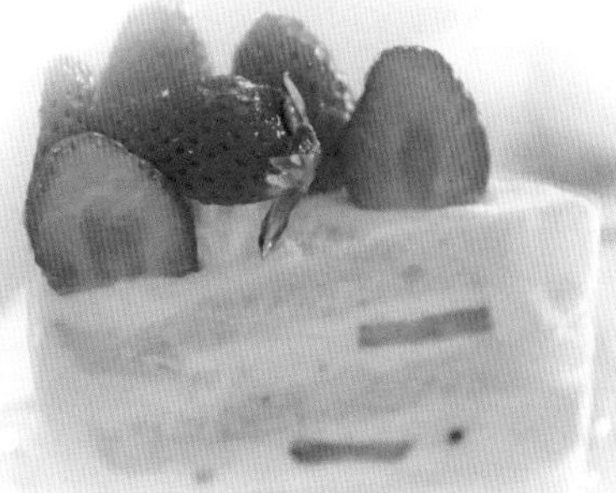

23 血糖値を下げるスイーツがあった！

昔は滋養強壮の薬だったダークチョコの驚きの効能

近年の研究で、**カカオ分70％以上のダークチョコレートに素晴らしい健康効果**があることがわかりました。その秘密は、カカオに含まれるカカオ・ポリフェノールです。

ポリフェノールには、強力な抗酸化作用があり、血液を酸化から守る働きが認められています。しかも、ダークチョコレートに含まれるポリフェノールは**赤ワインの4倍以上**で、傑出した威力をもっているのです。また、リグニンという不溶性食物繊維もたっぷりと含まれています。

大切なのは、「カカオ分70％以上」で、それ以下のホワイトチョコレートやミルクチョコレートだと血糖値上昇の逆効果になってしまいます。

イタリアのサン・サルバトーレ病院のグラッシー先生は、健康な成人15人を2つのグループに分け、一方にはダークチョコレートを、もう一方にはホワイトチョコレートを15日間にわたって食べてもらう実験を行いました。左ページのグラフはその実験結果ですが、一目瞭然ですね。

チョコレートは、5gずつを5回に分けて、一日に25gを食べること。たった5gでも満足感が得られるので、ご飯の量もセーブできます。

チョコレートに含まれる原材料

	ダーク チョコレート	ミルク チョコレート	ホワイト チョコレート
カカオマス	◎	○	×
ココアバター	○	○	◎
砂糖	○	◎	◎
乳製品	×	○	◎

※ダークチョコレートはスイートチョコレート、ブラックチョコレート、ビターチョコレートとも呼ばれる。

チョコレートとココアに含まれる栄養成分（100g あたり）

	ダーク チョコレート	ミルク チョコレート	ホワイト チョコレート	ピュアココア （粉末）
糖質（炭水化物）（g）	33.5	55.8	50.9	42.8
食物繊維（g）	11.9	3.9	0.6	23.9
ポリフェノール（mg）	2533	700	微量	4100
エネルギー（Kcal）	569	558	588	271
たんぱく質（g）	10.7	6.9	72	18.5
脂質（g）	41.1	34.1	39.5	21.6

チョコレートを食べた後のインスリン分泌量の変化（少ないほうがいい）

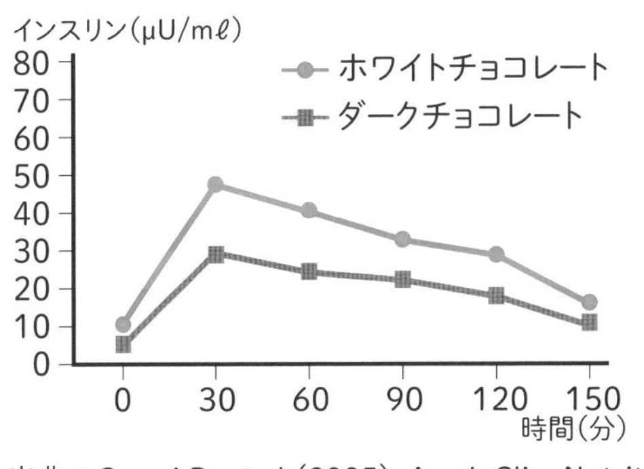

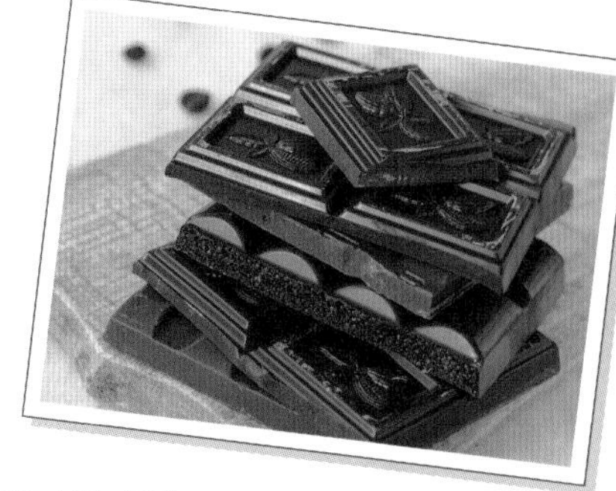

出典：Grassi D. et al.(2005). Am J. Clin. Nutrit. 81.611-614

24 ビール、ワイン、チューハイ……圧倒的に糖質の少ないお酒はどれ？

ビールの糖質が気になる。どうする？

「酒は百薬の長」といわれるように、その健康効果は昔から知られていました。健康長寿の人にも、酒好きの人が大勢います。

赤ワインのポリフェノールが動脈硬化を抑えることは、医学的に立証されています。動脈硬化は、傷ついた血管壁に酸化した悪玉コレステロールが入り込むことで起こりますが、その酸化を抑制する働きがあるのです。**フランス人に心臓疾患が少ない**ことでも赤ワインの力は明らかです。

しかし、お酒はいくら飲んでもいいというわけではありません。適量はどのくらいでしょう？

- **ビール……500㎖**
- **日本酒……1合**
- **ワイン……グラス2杯**
- **焼酎……水割り2杯**
- **ウイスキー……ダブル2杯**

ポイントは、糖質です。ビール500㎖には、約15gの糖質が含まれています。ビールはお酒の中でも糖質が多いのです。気になる人は、「糖質ゼロ」の商品がいいでしょう。

日本酒の糖質は左の表でもわかる通り、ビールほどではありません。**ウイスキーや焼酎などの蒸留酒は糖質がゼロ**。甘さの強い**ワインも、糖質はかなり低く**なります。

お酒に入っている糖質の量

種類	量	糖質量
ビール	500mℓ	15.0g
純米酒	1合	6.5g
純米吟醸	1合	7.4g
本醸造	1合	8.1g
赤ワイン	1杯（120mℓ）	1.8g
白ワイン	1杯（120mℓ）	2.4g
ロゼワイン	1杯（120mℓ）	4.8g
梅酒	1杯（90mℓ）	18.6g
紹興酒	1杯（90mℓ）	5.0g
レモンサワー	200mℓ	5.0g
ウイスキー	シングル（30mℓ）	0.0g
焼酎	1杯（90mℓ）	0.0g
ウォッカ	1杯（30mℓ）	0.0g

P.55と比べてみよう

ビール（500mℓ）は、ホットケーキ１枚とほぼ同量の糖質だ！

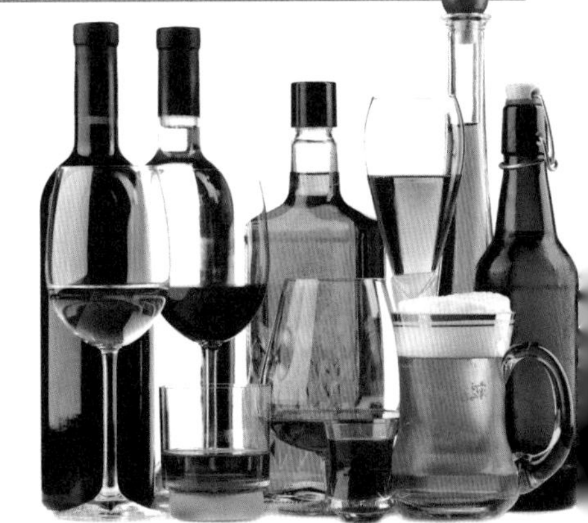

25

ほっと一息が、糖尿病を防ぐ！

ポリフェノールをフル活用しよう

赤ワインのポリフェノールは、あのきれいな赤い色に隠されています。白ワインは製法の過程で、ポリフェノールを多く含む皮を取り除いてしまうので、ポリフェノール量は少なめなのです。

ポリフェノールが多いフルーツでおすすめしたいのが、**ブルーベリー**です。ブルーベリーに含まれるアントシアニンには、赤ワイン同様、血管を健康にする働きがあります。視力回復効果があるほか、糖質が少ない点でも安心です。

リンゴにはプロシアニジン、カテキン、フラボノイドなど数種類のポリフェノールが含まれ、リンゴ・ポリフェノールと総称されます。「一日1個のリンゴで医者いらず」ともいわれます。

意外な食品にもポリフェノールは含まれています。**コーヒー**のカフェインには糖尿病の発症を抑える働きがあることが判明しました。その効果はクロロゲン酸というポリフェノールによります。

日本茶に含まれる渋味成分のカテキンもポリフェノールの一種で、強い抗酸化作用が認められています。また、**紅茶**にはテアフラビンという特有のポリフェノールが含まれるほか、**ウーロン茶**、**プーアール茶**などの中国茶も優良です。

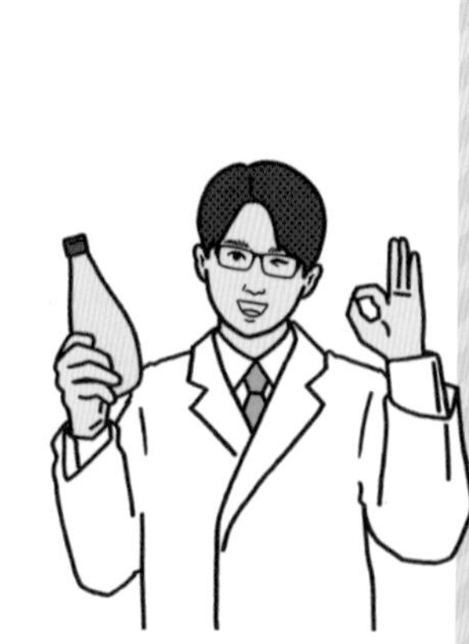

各種のお茶（茶葉 100g 当たり）に含まれる栄養素

茶種	タンニン	カフェイン	たんぱく質 アミノ酸	脂質	食物繊維	灰分
煎茶	13.0	2.3	24.5	4.7	46.5	5.0
玉露	10.0	3.5	29.1	4.1	43.9	6.3
抹茶	10.0	3.2	29.6	5.3	38.5	7.4
紅茶	11.0	2.9	20.3	2.5	38.1	5.4

茶種	B_1 (mg)	B_2 (mg)	ナイアシン (mg)	C (mg)	E (mg)
煎茶	0.36	1.43	4.1	260	78.6
玉露	0.30	1.16	6.0	110	18.0
抹茶	0.60	1.35	4.0	60	28.1
紅茶	0.10	0.80	10.0	0	11.4

出典：日本食品成分表 2018 七訂より作成

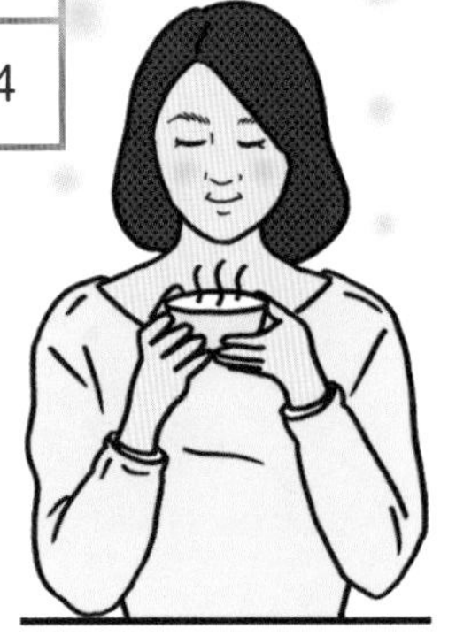

天然の色素は
栄養のカタマリ！

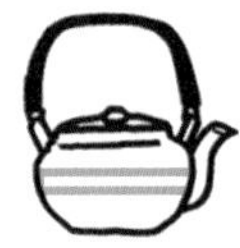

※上記はあくまでも茶葉そのものの栄養素。
抽出液にすると栄養素は減る。

26 常備しておきたいズボラ流・食品ベスト5

家庭で使うオイルは何がいい？

日常で常備したい食品ランキングを発表しましょう。カロリー制限をしている人は脂質を嫌いますが「体にいい脂質」は積極的にとりたいものです。その代表が**オリーブオイル**で第1位です。**オリーブオイルは一価不飽和脂肪酸に属し、悪玉コレステロールを減らしてくれます。**アーモンドやナッツの油も一価不飽和脂肪酸です。

常備したい食材第2位は**ナッツ類**！　食物繊維、ビタミン、ミネラルを豊富に含みます。ただし塩分の少ないものを選びましょう。

第3位は**酢**！　酢には米酢、黒酢、ワインビネガーなどがあり、種類を問わず血糖値、血圧を下げる効果があります。そのパワーの秘密は、素材を発酵させるときに生まれるクエン酸やアミノ酸。クエン酸には疲労回復効化も期待できます。

第4位は**トマト**！　トマトの赤い色は、カロテノイドの一種であるリコピンの色。また、ビタミンC、Eのほか、βカロテンを含み、いずれも血糖値や血圧を正常に保つ抗酸化物質です。

第5位はオレンジ色の2食品！　βクリプトキサンチンを含む**ミカン**、アスタキサンチンという色素をもつ**サケ**です。

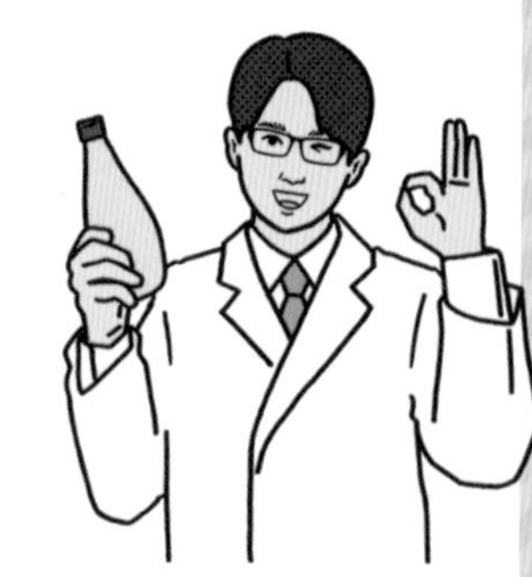

「常備しておきたい食品」ベスト5

1位 オリーブオイル

2位 ナッツ類

3位 酢

4位 トマト

5位 ミカン
サケ

27 甘さが恋しい人は、糖質ゼロの人工甘味料を

少量を味わうならハチミツもGOOD！

コーヒーや紅茶に血糖値を下げる効果があると解説しましたが、砂糖をたっぷり入れてしまっては元も子もありません。どうしても甘さがほしいのなら、人工甘味料を活用してみましょう。

人工甘味料の原料にはいくつかの種類がありま す。アスパルテーム、キシリトール、アセスルファムカリウムなどです。

このうちアスパルテームが最も普及していて、糖質、カロリーともゼロです。かつては熱に弱く、調理に使うと甘味を失ってしまいましたが、現在では熱に耐える商品も開発されています。

キシリトールは樺（かば）の木から発見された自然の甘味成分で、野菜やフルーツなど自然界に広く存在しています。虫歯を引き起こさない甘味料として研究され、チューインガムをはじめとする加工食品にも多く使用されています。

人工甘味料に抵抗がある人は、ハチミツをお試しください。**ビタミンやミネラルを含み、抗酸化作用もあります**。

ただし、その甘さは、とても吸収がいいブドウ糖ですので取り過ぎには注意が必要です。

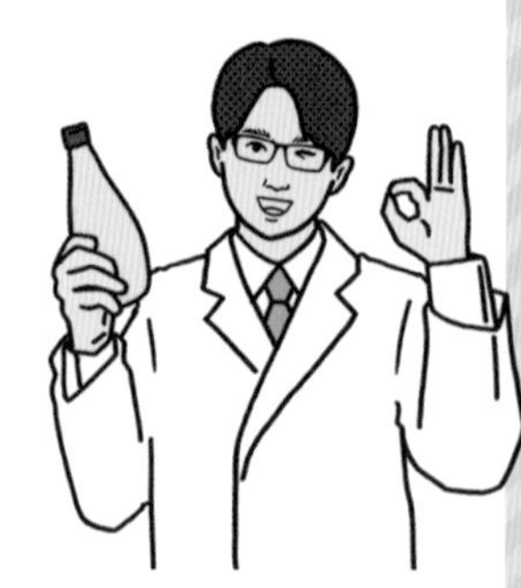

糖質を抑える人工甘味料

アスパルテーム

- 糖質・カロリーゼロの最も普及している人工甘味料
- 「パルスイート」など市販の甘味料にも使われる

キシリトール

- 樺の木由来の自然界にある人工甘味料
- 虫歯にならない甘味料として開発
- 市販のガムに使用される

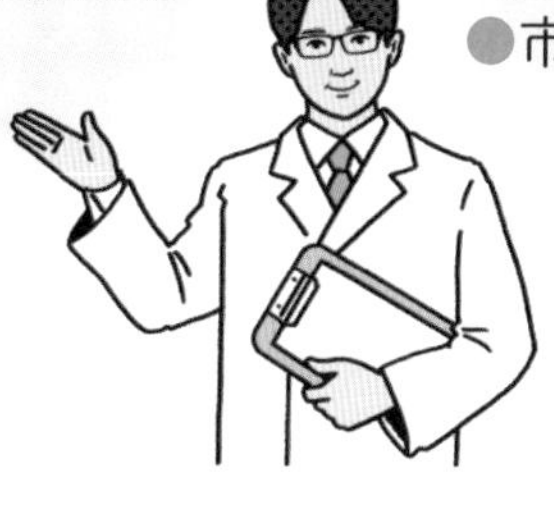

少量ならハチミツも

- ビタミンやミネラルを含み、抗酸化作用がある
- 75％は糖分だが、砂糖よりカロリーは低い

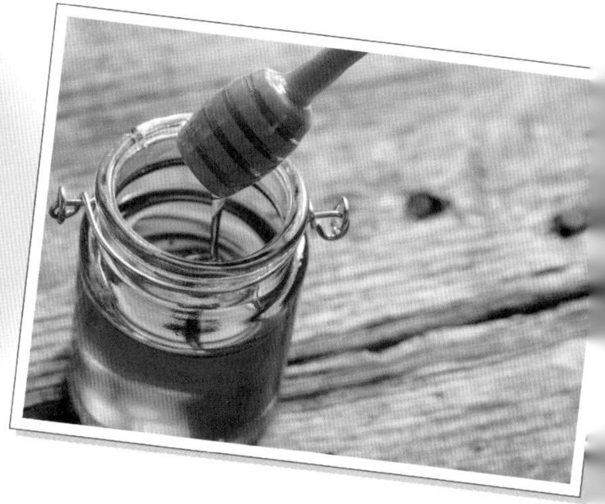

28 「天然塩」にするだけで自動的に減塩できる！

減糖、減塩生活はズボラでいこう

高血圧を防ぐには、食事の塩分を減らすことが有効。日本高血圧学会は理想の塩分摂取量を一日6gとしています。日本人は平均して2倍に近い11gを摂取しているので、**半分にすることが目標**です。しかし、毎回きっちり塩分量を測定するのは難しいので、まずはザックリ塩分を控えめにする意識をもつといいでしょう。

「食卓塩」は、「精製塩」と呼ばれるもので、ボトルの裏の成分表には「99％以上　塩化ナトリウム」と書かれています。実はこれを**「天然塩」に変えるだけで、10～20％の減塩**となります。塩化ナトリウムのほかにカルシウム、マグネシウム、マンガンなどのミネラルが入っているからです。

しょうゆは大さじ1あたり2・6g、赤味噌は2・3gの塩分が含まれています。多めに使うのを見直すほか、**味噌汁は具を多くする**と、汁が減っても満足感が得られます。塩を含む市販のだしの素でなく、**自分でだしをとるといい**でしょう。

塩分取り過ぎの大きな原因となる食べ物がラーメンです。1杯で一日の理想の塩分摂取量を超えます。そしてウィンナーやベーコンなどの加工肉です。これらに注意すれば自然に減塩できます。

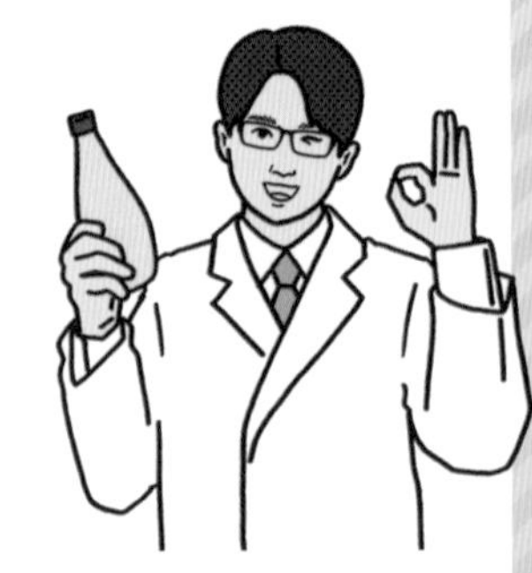

食品に含まれる塩分の量	
食パン（6枚切り1枚）	0.7g
塩サケ（ひと切れ）	0.7g
アジの開き（1枚）	1.4g
しらす干し（大さじ1）	0.4g
ハム（100g）	2.5g
ウィンナーソーセージ（100g）	1.9g
スライスチーズ（1枚）	0.5g
インスタントラーメン（しょうゆ味・100g）	5.9g
おにぎり（明太子・1個）	1.2g
幕の内弁当	3.8g
ざるそば	2.7g
豚肉の生姜焼き	1.6g
ハンバーグステーキ（100g）	1.4g
チキンカレー	3.4g
スパゲティミートソース	2.8g
ポテトチップス（1袋）	1.1g
柿の種ピーナッツ入り（30g）	0.3g

出典：女子栄養大学出版部『毎日の食事のカロリーガイド改訂版』

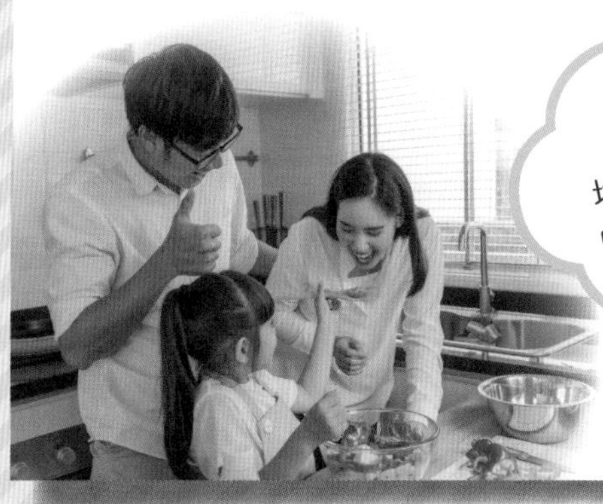

一日の目標は
6.0g以下！
塩分を控えるには、
自分で料理するのが
一番！

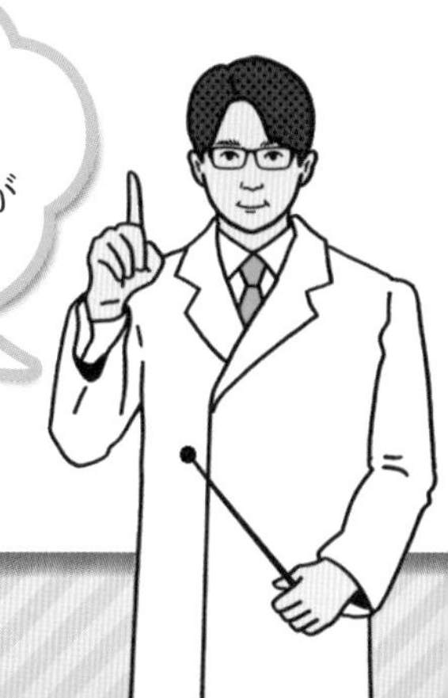

29 高血圧と糖尿病を一気に両成敗することは可能だ！

睡眠を改善することでも高血糖を予防できる！

「高血圧と糖尿病は悪友」です。**お互いの足を引っ張り合って、血液・血管の状態を加速度的に悪くする**のです。しかし裏返せば、高血圧と高血糖は一度に治すことも可能です。

高血圧で最も多い原因は、塩分の取り過ぎです。血液中の塩分が高くなると、それを適正な濃度に戻すために水分を吸収して薄めようとします。すると血液の量が増えて、血圧が高くなるのです。血圧が高くなると内壁に負担がかかって、血管が傷みやすくなります。それが動脈硬化や脳梗塞の原因となります。

血圧は、運動をしたり、興奮したりすると上昇し、リラックスすると低下します。仮に健康診断のときに正常値でも、仕事中のストレスが多い人は、長い時間、高血圧状態になっている可能性があります。それを「職場高血圧」といいます。

また、**就寝中に10％以上、低くなるはずの血圧が下がらない人を「夜間高血圧」**と呼びます。主な原因はストレスで、自律神経が不調になるから。第5章の対策を試みましょう。また、睡眠時無呼吸症候群も疑われます。マウスピースや枕など、対策グッズを試してみるといいでしょう。

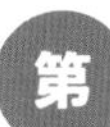

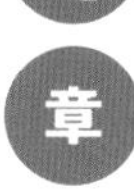

第4章 ラクして運動量を増やせる裏ワザ！

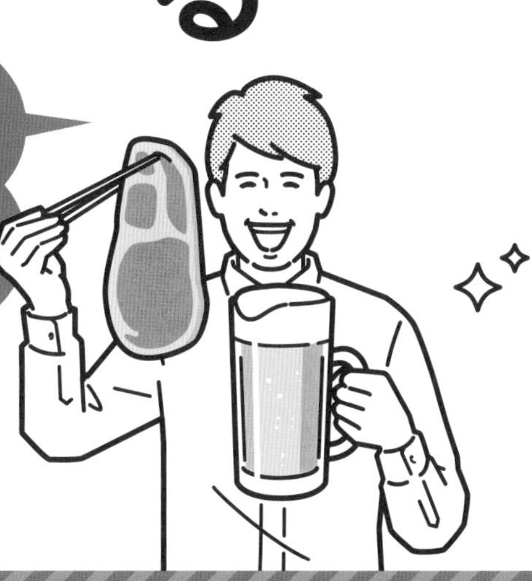

30 ズボラでも習慣づく、有酸素運動と無酸素運動

ハードルは、ここまで低いほうがいい！

生活習慣病への対応は**食事**の工夫と**運動**が両輪です。しかし、これまで運動をしてこなかった人にとって「運動習慣」はハードルが高いですよね。

糖質オフと同様に、まずは運動が大切という意識をもつこと。そして、**頑張らずにできることからほんの少しずつ始めましょう**。いきなり早朝ジョギングを10㎞なんて、気張ってはいけません。

ズボラな人ほど一気になんとかしようとムチャをするせいで続かない傾向にあります。ですから**どんなに減らしても1カ月で500gまでを目標**にしてください。わずか500gですが、4カ月続けて2㎏も減ると確実に体型が変わってきます。

運動には有酸素運動と無酸素運動があり、どちらも有効です。有酸素運動は、ウォーキング、ジョギング、水泳、自転車など、酸素を取り込みながら中性脂肪を燃焼させる運動です。

無酸素運動とは、筋肉トレーニングのことです。**丈夫な筋肉をつけると、足腰がしっかりとするうえに糖代謝能力もアップ**します。筋肉は余分な糖質を取り込む貯蔵庫だからです。また、腸を活発に動かすのも筋肉の力。消化・吸収能力を高め、免疫力も向上させます。

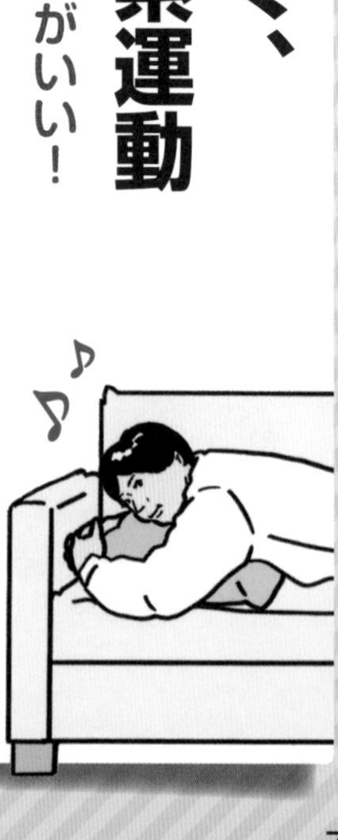

目標を低く設定すればズボラなほうが減量はうまくいく！

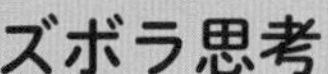

有酸素運動…時間のあるときにウォーキング

無酸素運動…食後に軽くストレッチ

ときにはサボるのもOK！　体調が悪ければ休む！

継続でき、かえって減量も成功しやすい

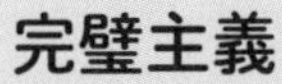

有酸素運動…早朝ジョギング10km

無酸素運動…毎日ジム通い

毎日欠かさず。少しくらい体調が悪くても我慢！

途中でポッキリ挫折しやすい

有酸素運動とは … 酸素を取り込みながら中性脂肪を燃焼させる運動。
ウォーキング、ジョギング、水泳、自転車など

無酸素運動とは… 糖をエネルギー源とした比較的短時間の運動。
筋トレ、スクワット、短距離走、格闘技など

31

どうせなら一番効果的なタイミングで！

犬を飼ったら、散歩はいつする？

運動が苦手な人ほど、なるべく**早く効率よく結果を出したい**ものでしょう。その**とっておきのコツが、食後30分以内にゆるめの運動を開始するというもの**です。

とくに急激に血糖値が上昇する**血糖値スパイクになっている人や、食後血糖値が下がらない人は実践してください。**すでに異常値が出ている人は、もっと体を動かさないといけません。

食事をした直後に運動をすると、エネルギーを消費するために、上がりかけた血糖値がすみやかに下がっていきます。この効果は、空腹のときでは得ることができません。ちょうど血糖値が上昇する食後30分以内に運動を始めるから、意味があるのです。

おすすめは散歩です。書店に行ったりウィンドーショッピングをしたり。桜や紅葉のシーズンには街の様子を眺めながら15分ほど散策をすれば眠気も消えて一石二鳥です。犬の散歩も同様の効果があります。ラジオ体操やストレッチ体操など、とにかく体を動かせばいいのです。運動直後から頭がスッキリしてきて血糖値カーブが下がってきたことが意識できると、やる気が湧きます。

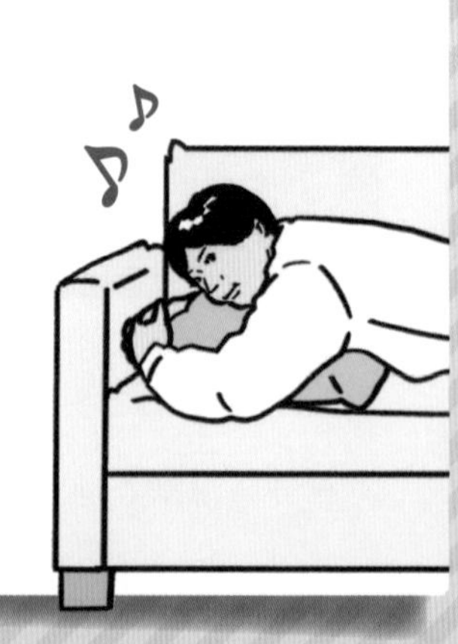

食後 30 分が運動のチャンス！

たとえば……

書店めぐり

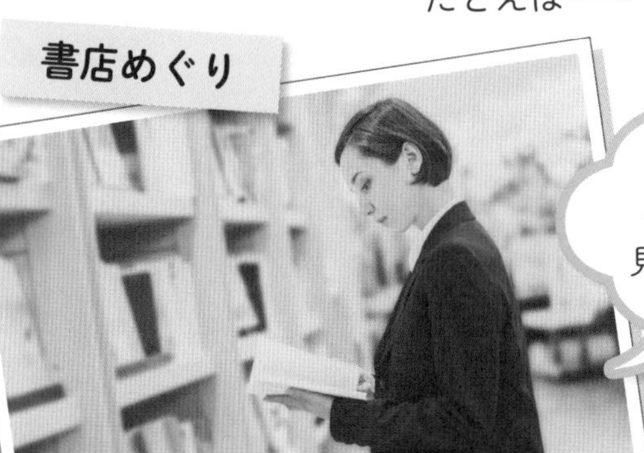

運動のついでに
仕事のアイデアを
見つけるチャンス！

街や公園を散策

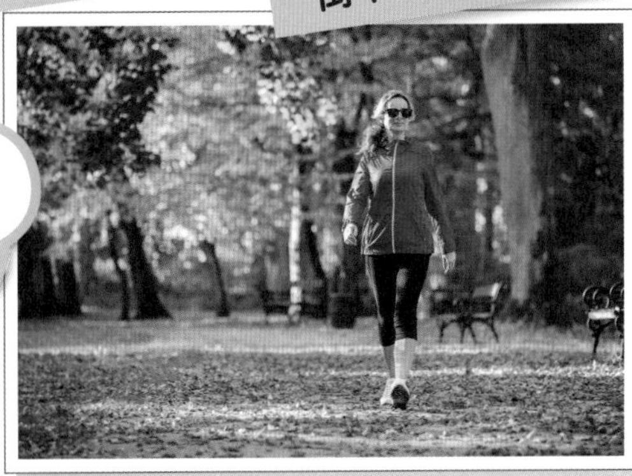

運動のついでに
季節の変化や
自然の美しさを
感じるチャンス！

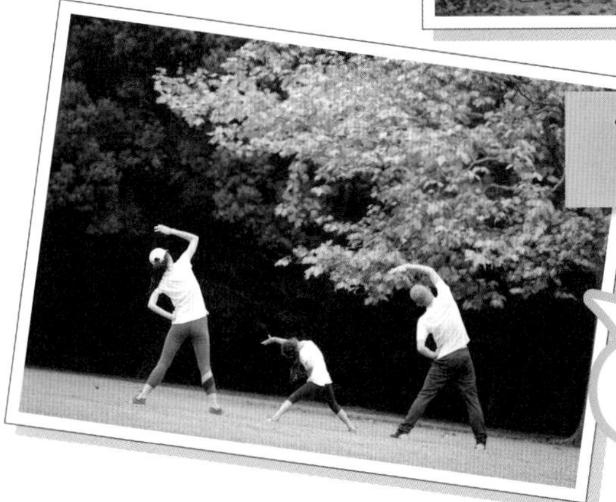

ラジオ体操やストレッチ

運動のついでに
地域のコミュニティ
で人脈をつくる
チャンス！

32 グルメになっておいしいもので糖質制限!

うまい店を探せば、知識とウォーキングがついてくる!

ランチは、「時間がないから、いつもコンビニ」という人も多いでしょう。しかし、**コンビニやファストフードの食事は、得てして炭水化物が多め**です。週に何回かは、いい食材をそろえているレストランでおいしい料理を食べてください。

実はおいしいものほど炭水化物は少なめです。和食、洋食、中華、どんなジャンルであれ、シェフが腕を振るった料理には、こだわりの素材が使われています。そして世間では健康ブームと並んでグルメブームが続いています。ここはひとつ、ブームに乗っておいしいものを探して少し遠出すれば、食後に歩くこともできます。たまに行列に並ぶのもカロリー消費になっていいでしょう。

やむなく近所のコンビニのパンやおにぎりですませるときは、次のことを守ってください。

- あんこやクリームの入った菓子パンは避ける。
- インスタントでも弁当でも、麺類は避ける。
- 炭水化物の前に焼き鳥、鶏の唐揚げなどのたんぱく質や、サラダなどの食物繊維を食べる。
- 早食いせずに、ゆっくりと味わう。
- 20回ずつ嚙む。
- 缶コーヒーや清涼飲料水をやめて、水かお茶に。

コンビニでランチを選ぶなら？

野菜サラダ
おすすめのもの！
焼き鳥
鶏の唐揚げ
茶
お茶

食べる順序は野菜サラダを一番に

カップラーメン
避けてほしいもの
パスタの弁当
あんぱん
クリームパン
COFFEE
加糖
砂糖の入った缶コーヒー
あんぱん、クリームパン

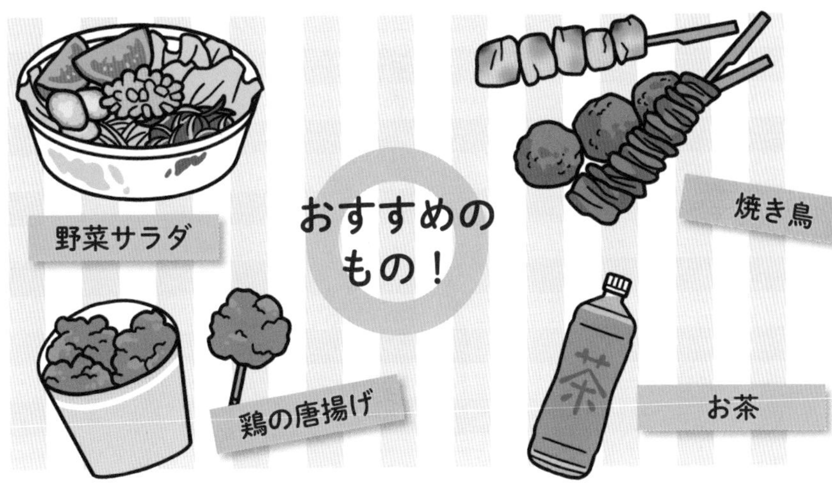

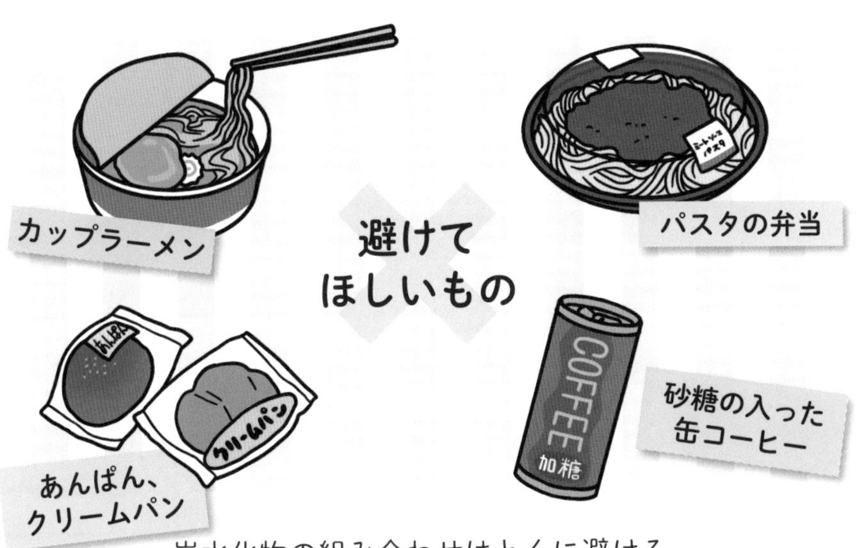

炭水化物の組み合わせはとくに避ける

33 夕食後はソファに寝転がって手足をバタバタ！

家事で血糖値が下がるって本当？

「夕食の後は、ゴロリとソファに寝転がりたい」

そんなズボラな人は、寝転がる前に10回だけスクワットをしてください。**スクワットは筋トレの中でも最も短時間に効果が得られます。**

え、それも嫌？　では、**ソファに寝たまま、手足を数分間バタバタ**動かしてみてください！

何も有酸素運動で脂肪を燃焼させたり、筋トレで割れた腹筋を作るのが目的ではありません。エネルギーを消費して血糖値を下げればいいのですから、体を動かすのなら何でもいいのです。ただじっと寝転がったままでは、血糖値が上がり放題になります。

買い物や掃除は、食後にするのが賢い方法でしょう。家事はけっこう体を動かすものなので、エネルギー消費にはもってこいです。

時間がなくて、お昼をラーメンや焼きそばですませたときは、帰宅後、お風呂掃除を頑張りましょう。多めにとった糖質を消費できます。

おやつに甘いものを食べたときは、スクワットや簡単なストレッチ体操で挽回しましょう。

こうして食後の運動を意識すると、血糖値が上がりづらい体質になります。

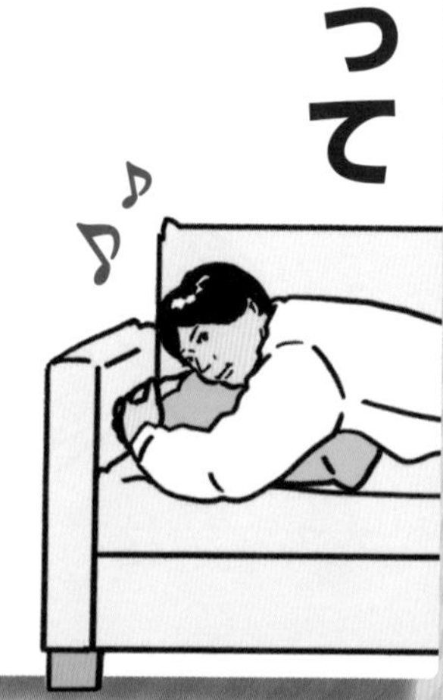

夕食後におススメの運動

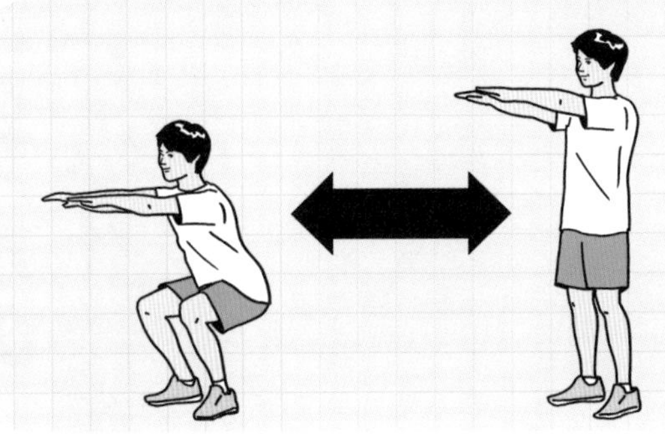

10回
スクワット

➡ 84ページ参照

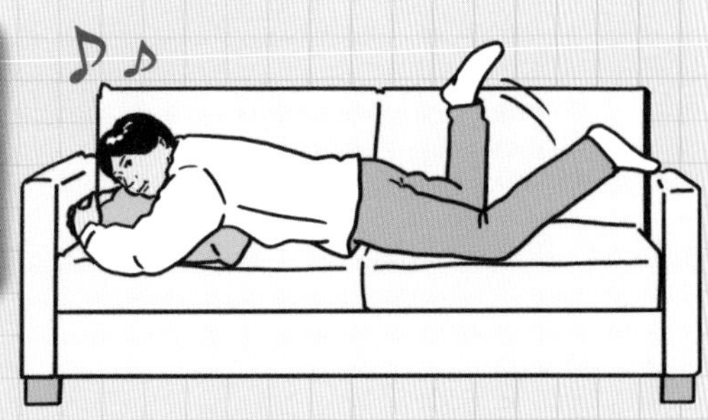

ソファに
寝転がったまま
数分間、手足を
バタバタ

➡ なんだか楽しく
なってくる！

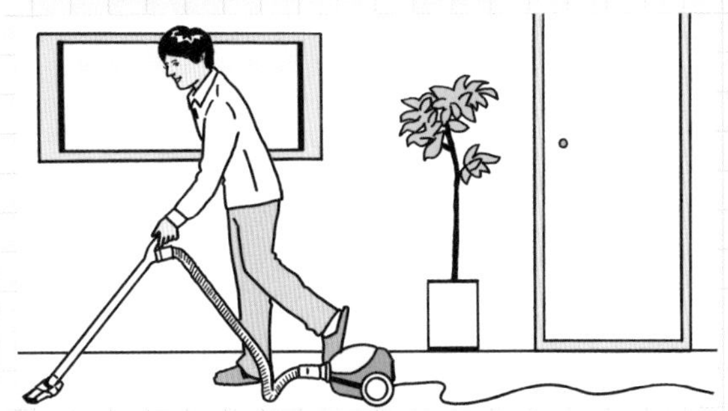

部屋の
掃除をする

➡ 病気も遠ざける

簡単な運動をするだけで、
血糖値は上がりにくくなる！

34 スマホの万歩計機能を活用しよう

ロングな効果を期待するならこれ！

運動は、理想をいうなら本格的なトレーニングを始めるのがいいのです。しかし、どうしてもそうした運動に腰が上がらない人はいるでしょう。そんな人は、日常生活の活動量を増やしてみましょう。

エスカレーターではなく階段を上る、とはよく聞きますね。階段を上ればいい運動になります。

調子がいいときは、駅から自宅付近までのバスをやめて歩いてみてはいかがですか。天気がよければ、気分転換にもなりそうです。

仕事も買い物もデスクに座ったままパソコンですませられる時代になり、体を動かす機会は減ったといわれます。

しかし座りっ放しの姿勢は、活動量を減らすだけでなく、腰やひざにもよくありません。

せめて1時間に一度は立ち上がって、周囲を歩いたりドリンクを買いに外に出たりしましょう。そして軽いストレッチをプラスすればベストです。

万歩計のアプリをダウンロードすれば、スマートフォンで一日の歩数管理をすることができます。最低でも6000歩、それがクリアできたら8000歩を目標にしてみてください。

人気の万歩計アプリ（2019年 Appliv 調べ）

毎日歩こう 歩数計Maipo 人気の無料アプリでウォーキング

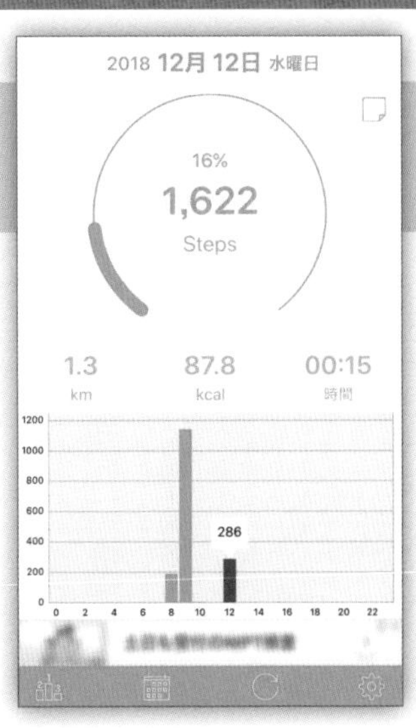

- 歩いた距離、時間、消費カロリーを自動で計算
- 一日の歩数をグラフ表示、目標に対する達成度もひと目でわかる

2位 歩数計

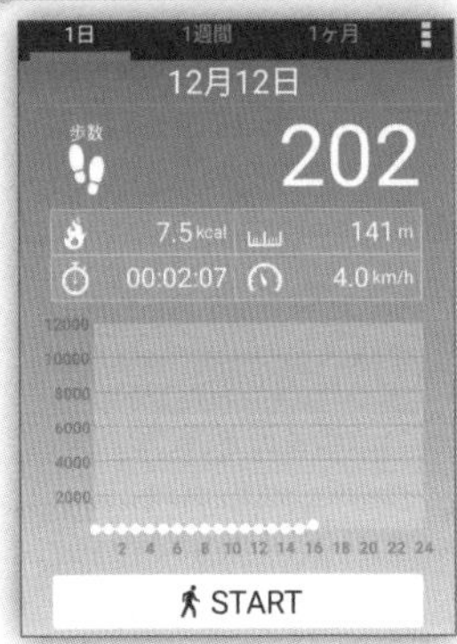

- 歩行時のみ歩数や移動距離などを計測
- 「一日」「一週間」「一カ月」の3つのグラフ

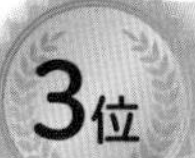

3位 dヘルスケア -毎日の歩数をdポイントに-

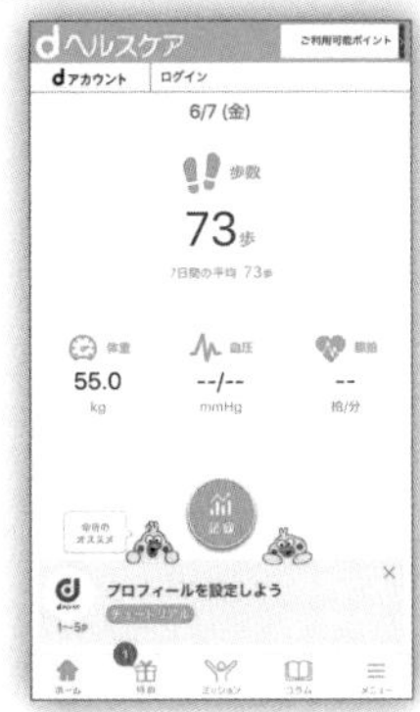

- 歩数と体重を管理して健康をサポート
- 毎日のミッションをクリアするとdポイントが貰える

https://android.app-liv.jp/sports/rikujou/1765/

35 休日は、好きなことをして体を動かそう

心癒される趣味でストレスを解消！

休日に家でゴロゴロしているのはよくありません。日ごろの仕事が忙しいのはわかりますが、なるべく積極的に活動したいものです。

たとえば**ハイキング**！　家から近いところにも魅力的なスポットがあるものです。気分転換を兼ねて、気軽に出かけてみましょう。

自転車で町や村の散歩をすることを**ポタリング**といいます。本格的なロードバイクを用意する必要はありません。いわゆるママチャリを使って、隣町にでも行ってみませんか。なじみのない町をブラブラすると、思わぬ発見があるものです。

野菜作り、**庭いじり**もブームになっています。土をいじり汗をかくと、ストレスで萎縮していた精神が解放されます。また、自分で育てた野菜やフルーツを収穫する喜びは格別です。

ウイークデーに溜まったストレスを発散するにも、趣味をもつことは一番です。趣味に打ち込んでいる間は、交感神経が働きますが、趣味を楽しんだ後のリラックスした時間には、副交感神経が優勢になります。

このように生活のメリハリをつけることで、**自律神経のバランスもよくなります**。

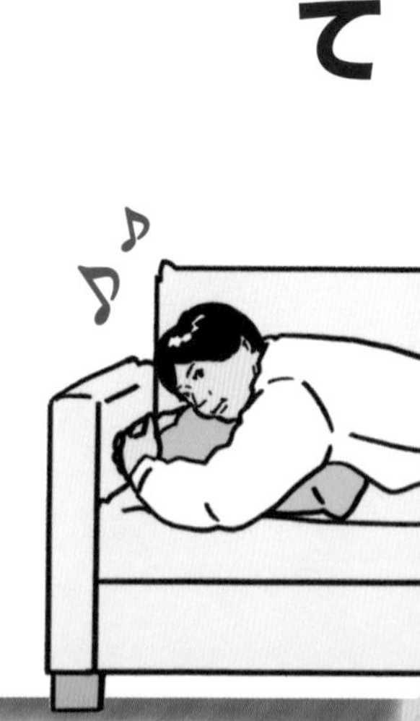

ズボラな人への休日オススメ運動

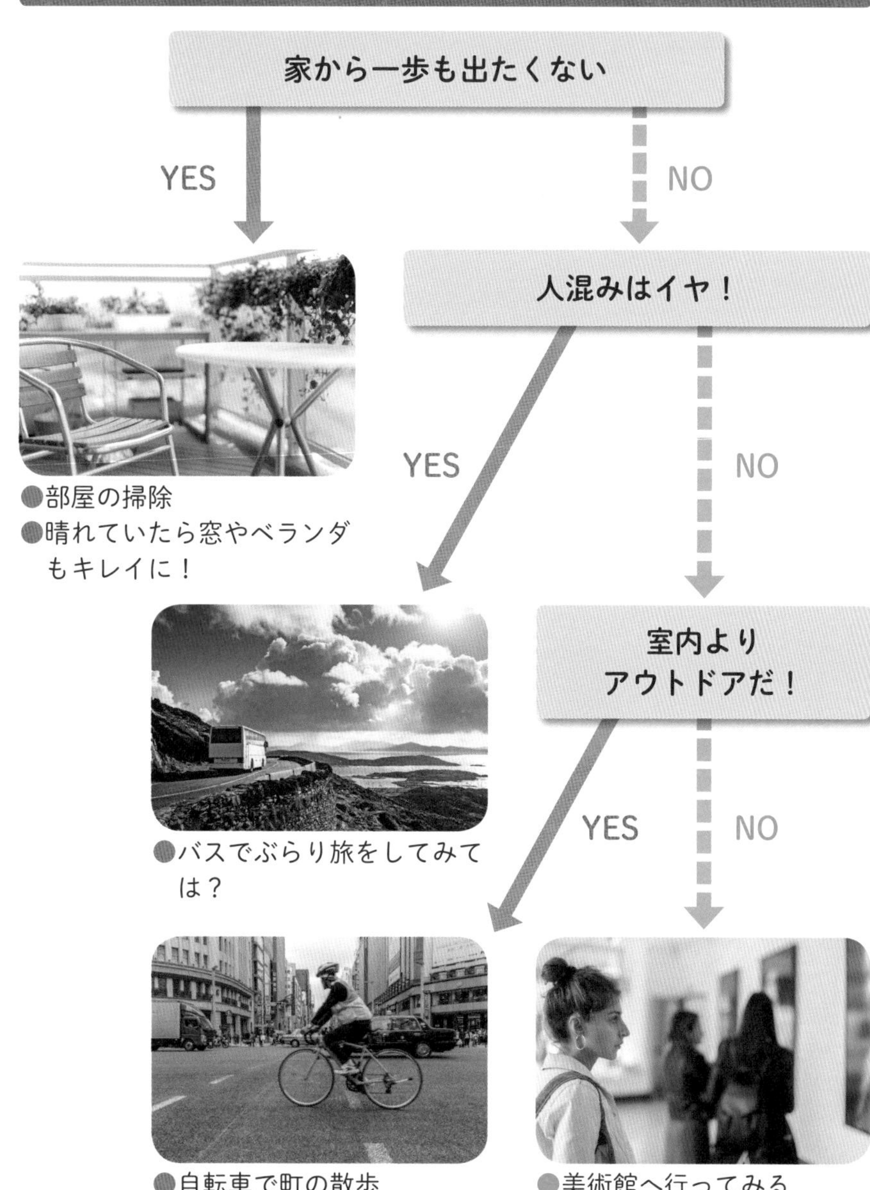

●部屋の掃除
●晴れていたら窓やベランダもキレイに！

●バスでぶらり旅をしてみては？

●自転車で町の散歩（ポタリング）

●美術館へ行ってみる

36 ウォーキングは、前を歩いている人を追い越そう

自分より若い人や背の高い人を抜けるか!?

前を歩く人を追い越せるかどうかが、老化のバロメーターになります。駅に向かう人混みで試してみる価値はありそうです。

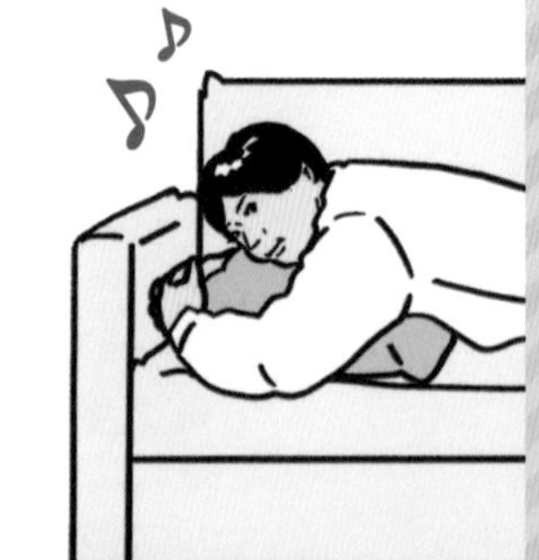

ウォーキングは最も手軽にできる有酸素運動です。毎日、決まった時間に20分ほど歩けば、2カ月でダイエット効果が現れてきます。

ウォーキングは、ただダラダラと歩いても効果がありません。しっかりとしたフォームを維持することが大切です。背筋をまっすぐに伸ばして、あごを引きます。歩幅を大きめにしてスタスタと歩きましょう。体がぽっと温かくなるくらいの運動量がベストです。

通勤や買い物のときも、ウォーキングフォームを意識するクセをつけてください。

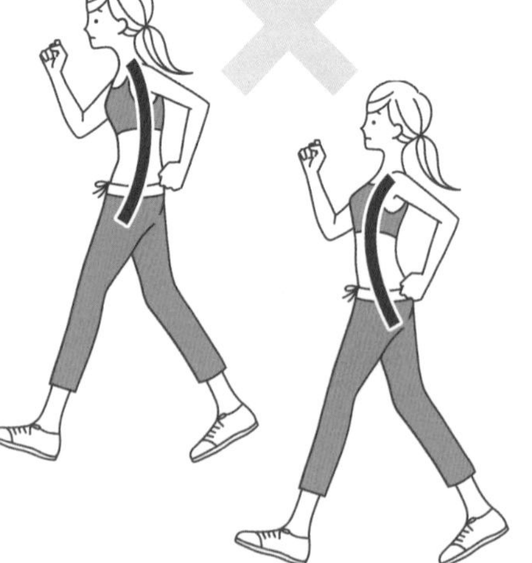

悪いフォームで歩くと、足が太くなったり、腰を痛めたりする。

正しいウォーキングのフォーム

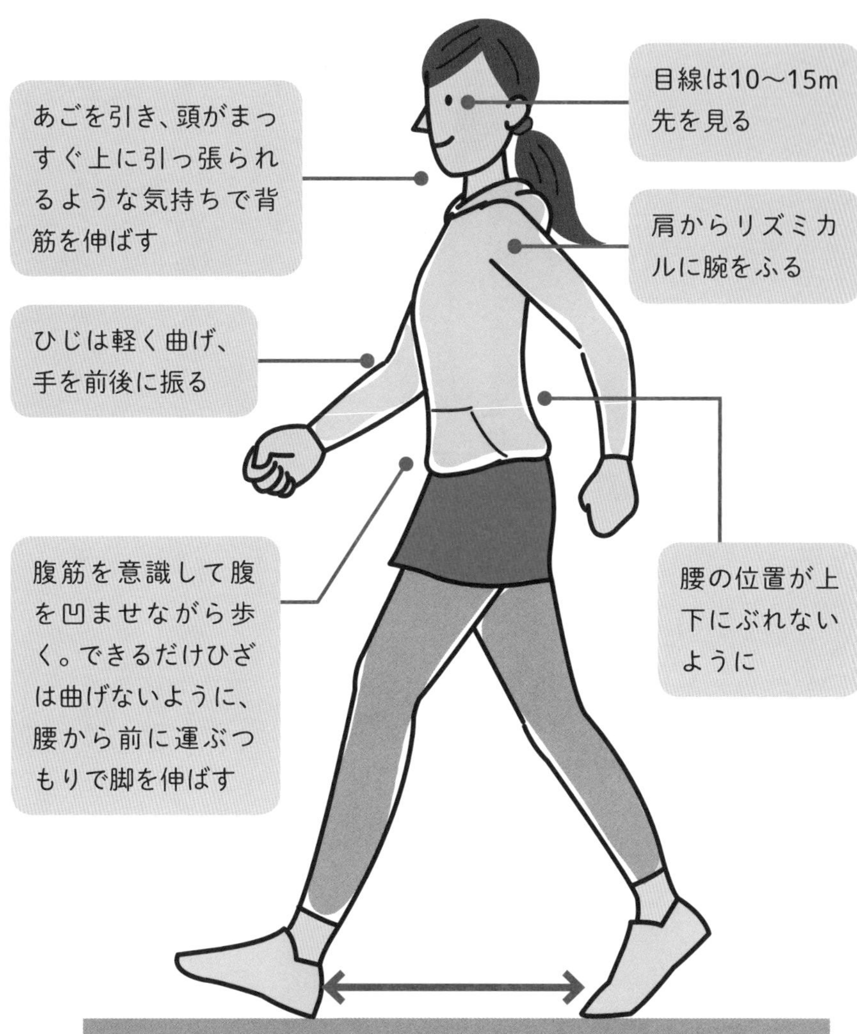

あごを引き、頭がまっすぐ上に引っ張られるような気持ちで背筋を伸ばす
目線は10〜15m先を見る
肩からリズミカルに腕をふる
ひじは軽く曲げ、手を前後に振る
腹筋を意識して腹を凹ませながら歩く。できるだけひざは曲げないように、腰から前に運ぶつもりで脚を伸ばす
腰の位置が上下にぶれないように

歩幅は「自分の身長－1m」が目安

37

ズボラでも効果大の筋トレ、スロースクワット

毎日これをするだけでも全然、違う！

筋肉トレーニングの中で、特に効率よく鍛えられるのがスクワットです。

人間が自分の意思で動かせる骨格筋は約400あり、それぞれ大きさや働きが異なります。**筋肉トレーニングによる効果をより大きくするためには、大きな筋肉を刺激すること**です。

スクワットで鍛えることができる**ハムストリング(もも裏の筋肉群)は、お尻の大臀筋と並んで体の中で最も大きな筋肉群**です。立ち上がる、歩く、姿勢を保つ、といった基本動作に重要です。

スクワットは10回を1セットとして、一日に2、3セットを習慣とすれば、足腰が強くなります。

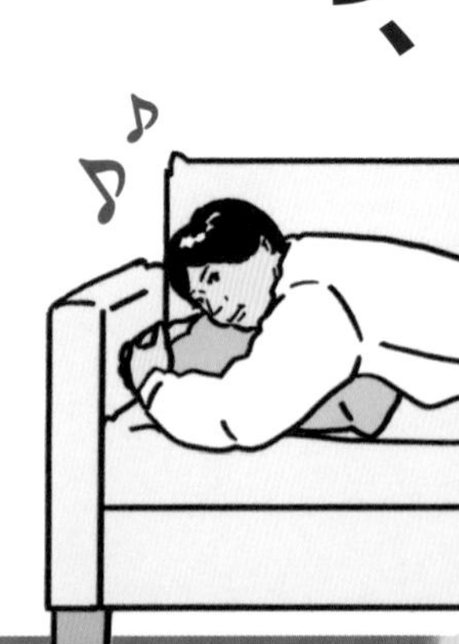

1

足を肩幅より少し広めに開き、腕を胸の前で交差する

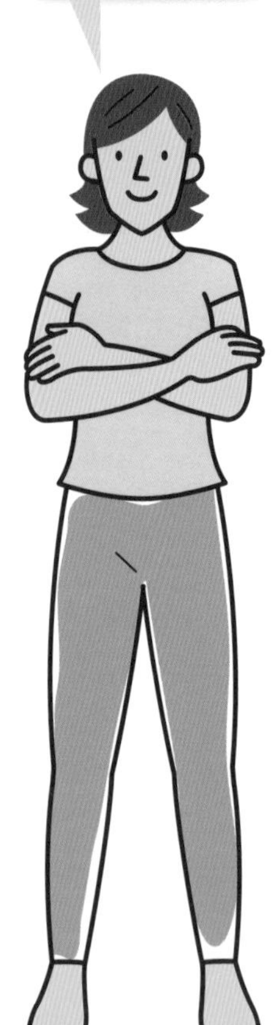

ラクラク！　スロースクワットのやり方

2

５秒かけて、口から息を吐きながらゆっくりとひざを曲げる。ひざがつま先の真上にくるまで曲げる。お尻を少し後ろにつき出すと太ももに力が入る

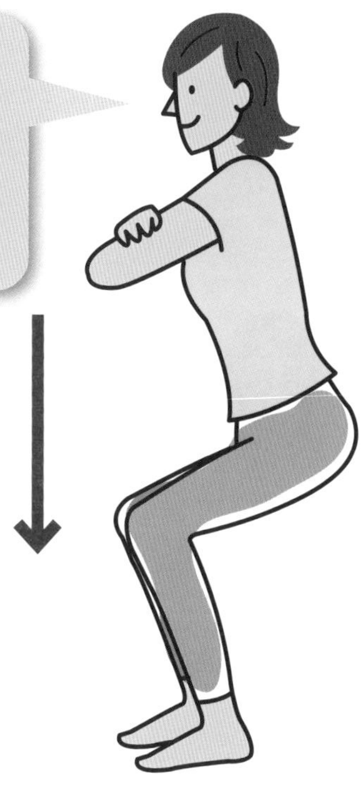

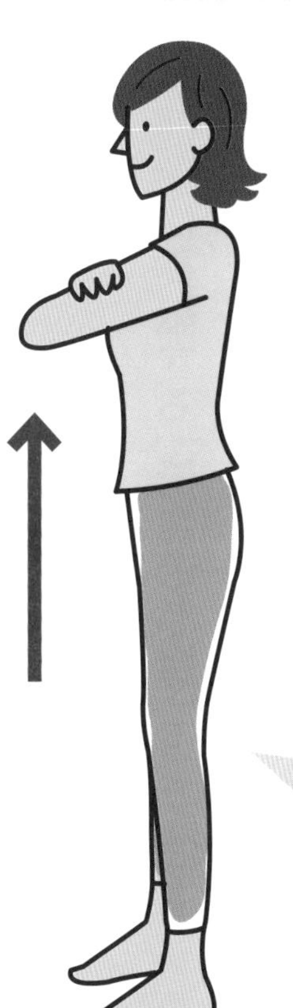

3

５秒かけて、鼻で息を吸いながらゆっくりと立ち上がる。立ち上がったときに、ひざが伸び切らない状態で、再び曲げの動作に入る。
2～**3**を10回繰り返す

38 電車の中でもできる！ふくらはぎトレーニング

ふくらはぎは血液循環に貢献する「第2の心臓」！

朝は忙しくて運動をしている暇もない！　という人に、**通勤電車の中でできる筋トレ**があります。電車の吊り革につかまったら、ぐっとつま先で立ちます。このとき、ふくらはぎの筋肉を緊張させます。最初は15〜30秒くらいを目安に始めてみてください。

慣れてきたら次第に時間を長くして、繰り返し行います。立っていると血液は下半身に溜まります。その**血液を重力に逆らって脳まで循環させるのは、ふくらはぎの筋力によるところが大きい**のです。ふくらはぎが第2の心臓と呼ばれるのはそのためです。

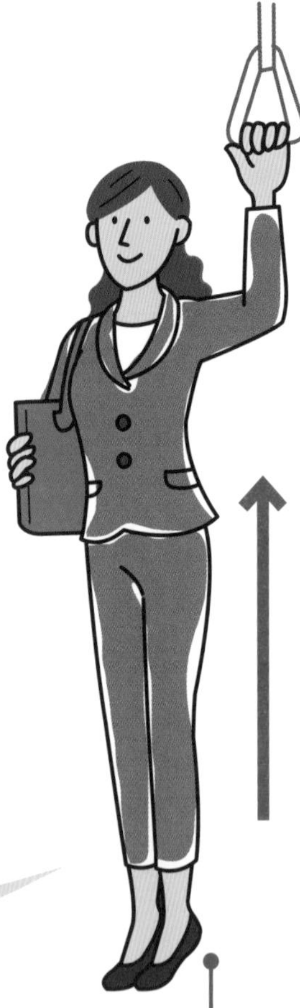

かかとは高く上げるほど効果的

つま先立ちトレーニングのやり方

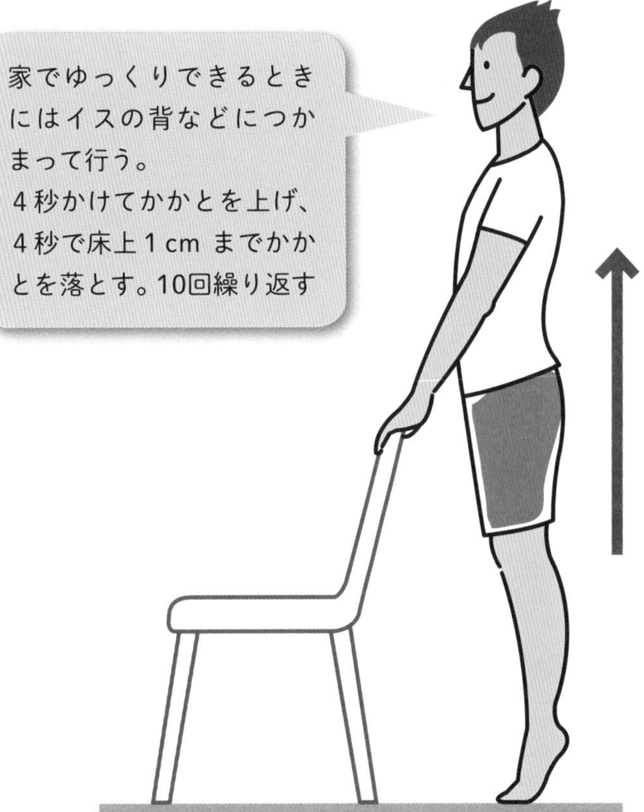

家でゆっくりできるときにはイスの背などにつかまって行う。
4秒かけてかかとを上げ、4秒で床上1cmまでかかとを落とす。10回繰り返す

吊り革につかまって15〜30秒かかとを上げて立つ

39 ペットボトル2本で、気持ちよくこりトレ

肩こり解消！　厚く魅力的な胸板に変身！

本格的な筋トレには、ダンベルを用意するのがベストです。胸、肩、二の腕、背筋など、上半身の基本的な筋肉を鍛えることができます。正しいフォームで行わないとケガをすることもあるので、マニュアルなどを参照してください。

ダンベルを買う手間を省きたい、そんなに本格的でなくていいという人はペットボトルを用意してください。**500㎖のペットボトル2本に水を入れるとダンベルの代わりになります。**胸と肩のトレーニングをセットで行います。

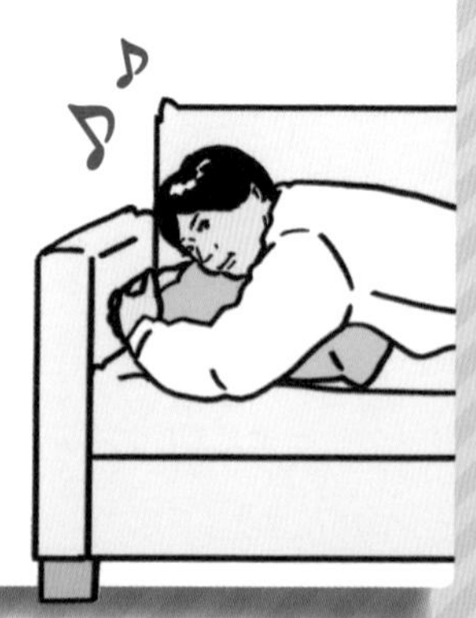

肩のトレーニング（三角筋）

1 500㎖のペットボトルに水を入れ、両手に持って肩の高さにかまえる

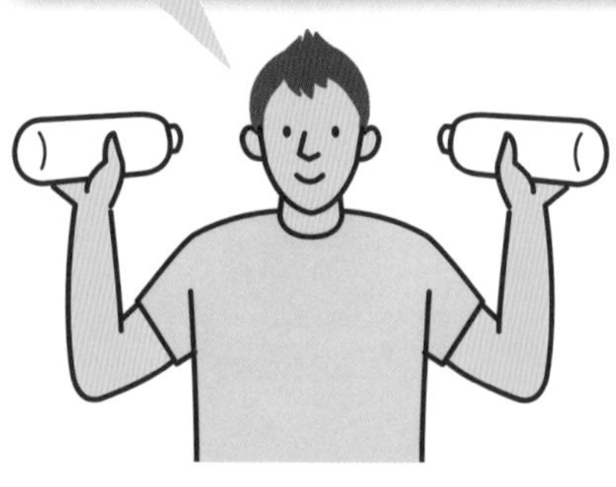

ペットボトルを使った筋トレ・サーキット

胸のトレーニング（大胸筋）

1

床に寝て、胸の前にペットボトルをかまえる

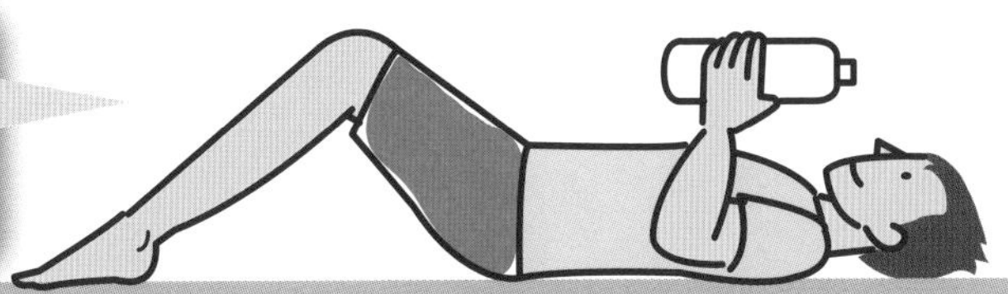

2

まっすぐに上に押し上げる。胸の筋肉を意識する。動きを止めずに10〜30回繰り返す

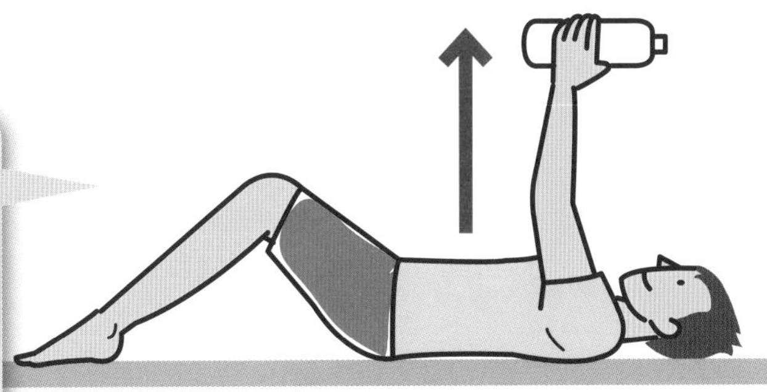

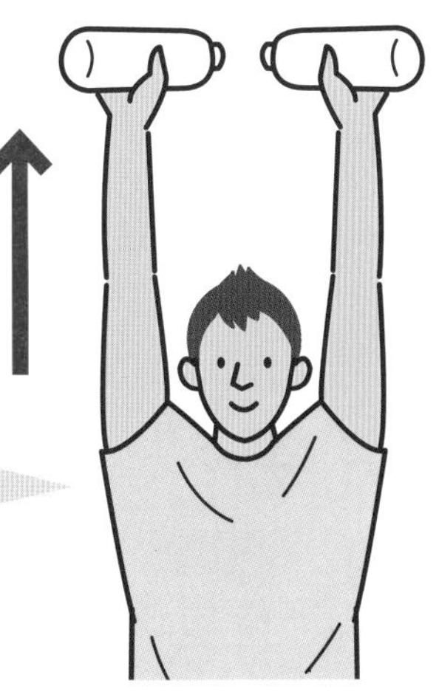

ゆっくりやるほど効果的！

2

頭の上までゆっくりとまっすぐ持ち上げる。動きを止めずに10〜30回繰り返す

40 「朝ストレッチ」で頭も体もリフレッシュ！

仕事のブレークタイムにも最適

ストレッチは血流をよくするとともに、筋線維に刺激を与えて糖代謝を促す効果があります。また、ストレッチによって血行がよくなると、**頭が冴えて気持ちがリフレッシュ**します。

ポイントとなる筋肉は**太もも**、**ハムストリング**、**ふくらはぎ**、**胸**、**背中**、**二の腕**、**前腕**です。伸ばしている筋肉を意識しながら10秒ずつ行います。

朝のストレッチ習慣は、一日を元気よくスタートするためのアクセントになります。また、仕事のブレークタイムにも最適です。仕事が一段落したら、立ち上がって体を思い切り伸ばしましょう。

胸

頭の後ろに手を持っていき、右手で左手の上腕を伸ばす。左右両方行う

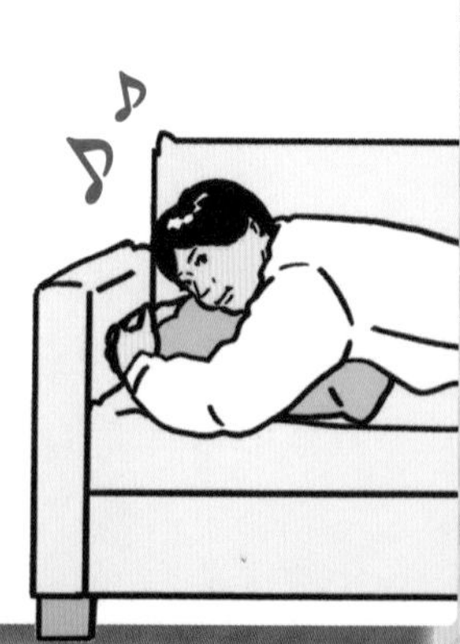

全身のストレッチ

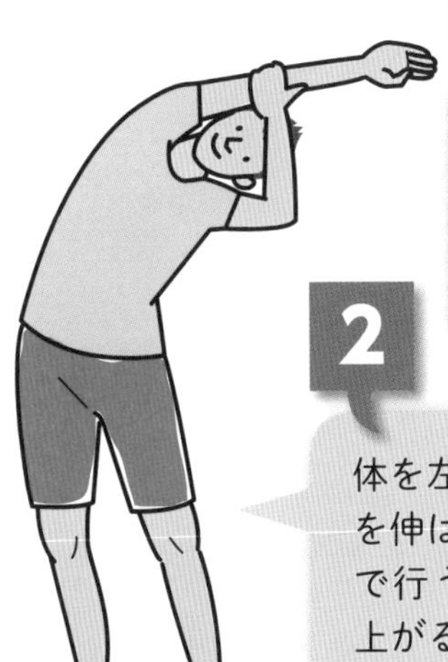

1

足を肩幅に開き、右手をまっすぐ上に上げ、左手で右手首を持つ

2

体を左に傾け、体の右側を伸ばす。ひじをつかんで行うとさらに効果が上がる。左右両方行う

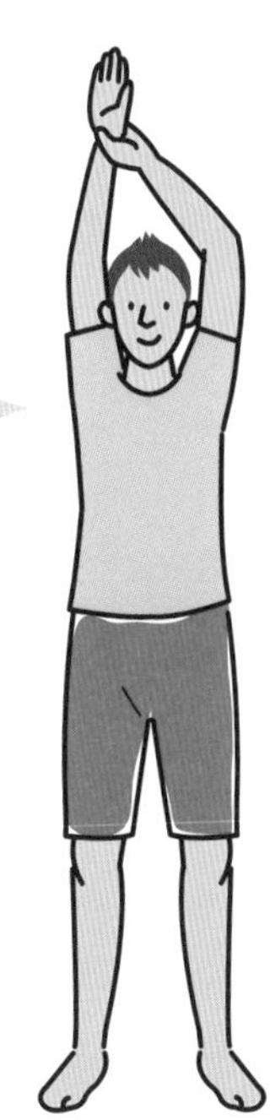

上半身のストレッチ

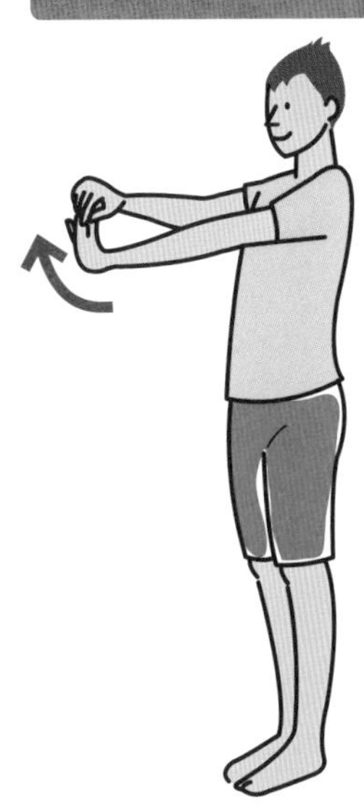

肩

右手で左腕を引き寄せるようにして、肩を伸ばす。左右両方行う

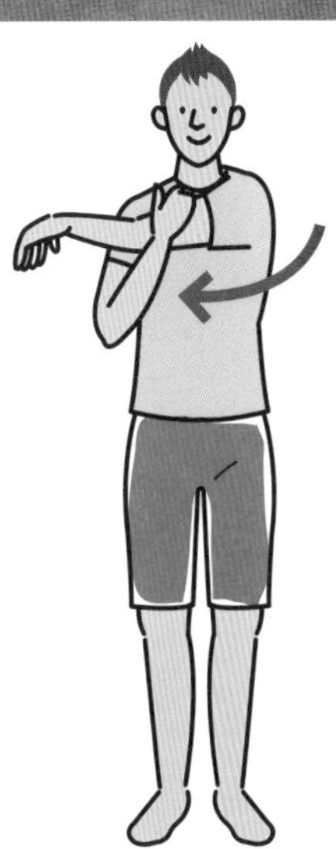

手首

右手で左手の指を握り、手の甲側に引っ張って前腕を伸ばす。左右両方行う

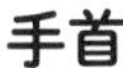

下半身のストレッチ

ふくらはぎ

右足を前に出して前方に体重をかける。かかとを上げないで左脚のふくらはぎを伸ばす。前後の足を置き替えて左右両方行う

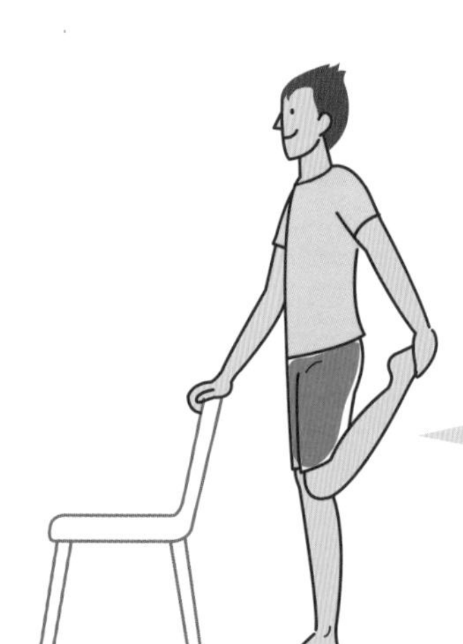

太ももの前側

右手でイスや壁などにつかまる。左手で左足首を持ち、左太ももの前面を伸ばす。左右持ち替えて両方行う

太ももの内側

足を開いて立ち、上体をまっすぐ起こしたまま右側に体重をかける。このとき、左足のつま先とかかとは床につけたまま、左太ももの内側を伸ばす。左右両方行う

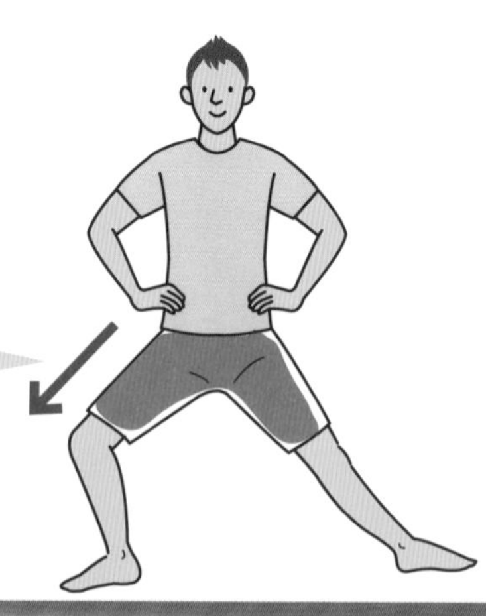

41 テレビを観ながらでも！血流マッサージ

手や耳には、たくさんツボが集まっている！

血流をよくするマッサージが注目されています。自分でできる手軽なもので、いくつかを組み合わせればより効果が期待できます。

小指には**心臓**と**小腸**に通じる神経があります。**小指をもむことで血液の循環がよくなります**。また、手首が冷えると腎臓に悪い影響を与えます。**手首に刺激を与えて、腎臓を元気にしましょう**。

耳には内分泌腺や目、胃、腎臓など多くのツボが集まっています。認知症予防にもいいようです。

お風呂の中でふくらはぎをマッサージすれば血流がよくなり、血圧や糖代謝を健全に整えます。

耳引っ張りマッサージ

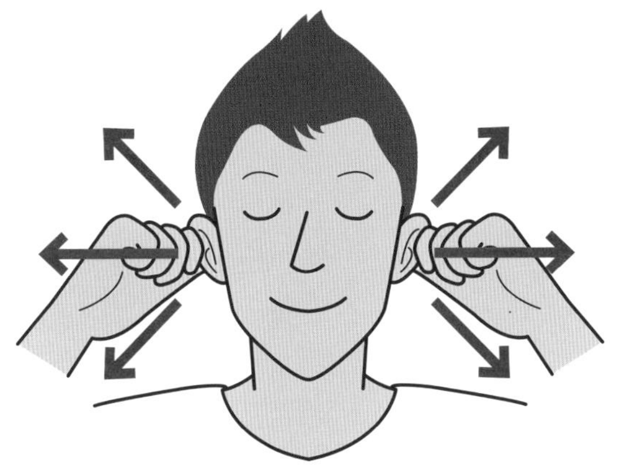

左右の耳たぶを、手の親指と人差し指で挟み、斜め下に10回引っ張る。
続けて耳の真ん中を真横に10回引っ張り、最後は耳の上端を斜め上方向に10回引っ張る

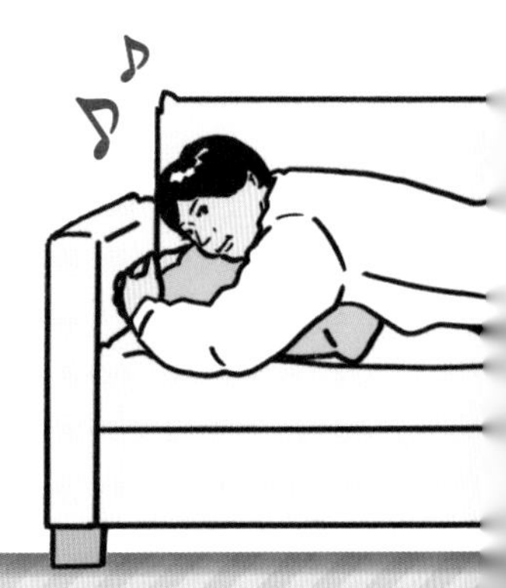

手首もみ＆小指マッサージ

手首もみ

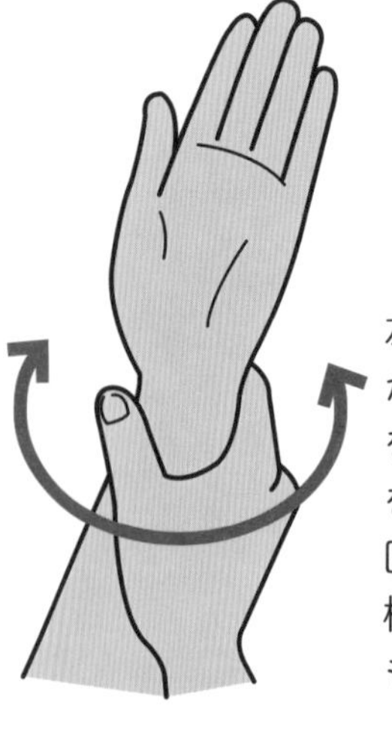

左手の手首をつかむように右手を当てて、左手を左右に5〜6回転させる。同様に、右の手首も行う

小指マッサージ

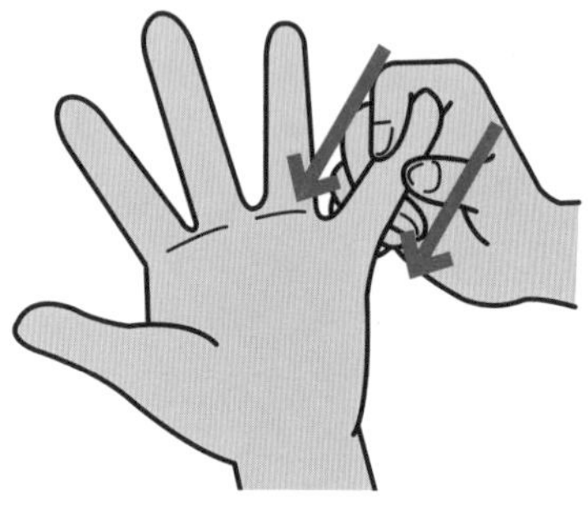

左手の小指の先端を、右手の親指と人差し指、中指の第2関節でつまみ、付け根に向かって5〜6回さする。同様に、右手の小指も行う

ふくらはぎマッサージ

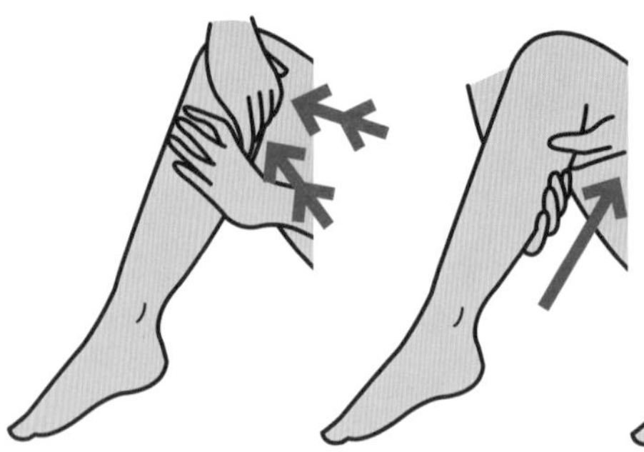

1 足首を両手で挟み、ゆっくりとやさしくふくらはぎまでさすり上げる

2 ふくらはぎは手の指で押し込むように、ていねいにもみほぐす

3 ふくらはぎからひざ裏までやさしくさすり上げる

4 ひざ裏に手の指を入れ、ひざ裏を押してもみほぐす

42 自律神経が整う！ツボ押し健康法

骨をたどっていけば位置が簡単にわかる！

ツボ押しは、中国の伝統的な中医学が発祥とされており、2000年以上の歴史があります。**ツボは末しょう神経が交差しているポイント**です。ツボ押しは神経に直接、働きかけるために、即効性があるのが特徴です。

ツボを刺激すると脳の視床下部に信号が伝わり、自律神経の働きを促します。自律神経は体温や脈拍の調整をはじめ、さまざまなホルモンの働きを制御する大切な神経です。もちろん、血糖値や血圧の調整にも深く関わっています。

ツボの位置が見つかったら、気持ちのいい痛さを感じる強さで5秒間押します。押すときには息を吐き、離すときは息を吸います。これも習慣にできそうですね。

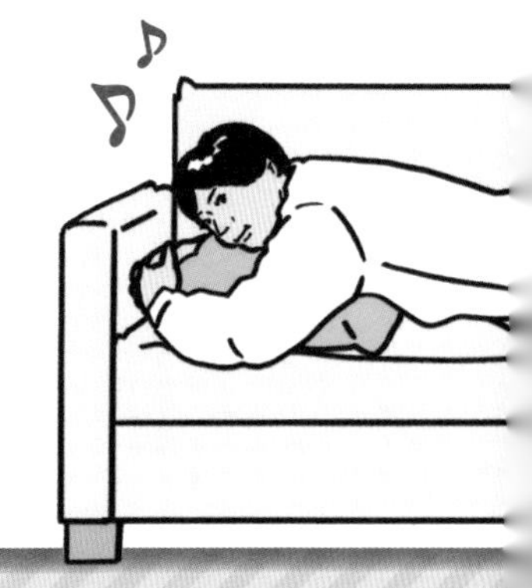

手にあるツボ

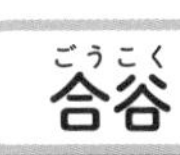

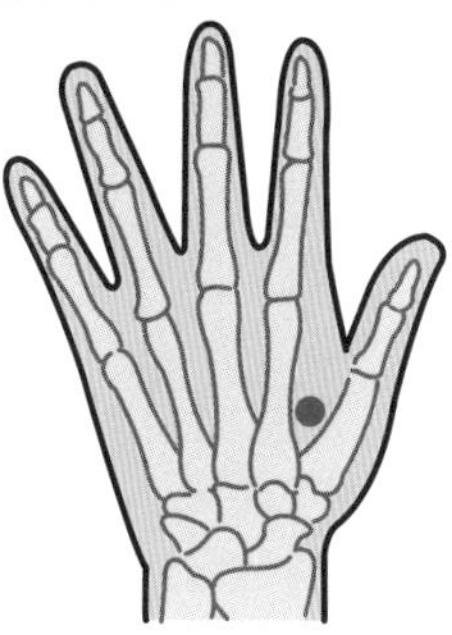

痛みや激しい感情を抑えるホルモンが分泌される。

見つけ方…手の力を抜いて、甲を上に向ける。親指と人差し指の骨を基準に、2つの骨が接する付け根を探り当てる。そこから人差し指の骨をたどった、少し窪んだ部分

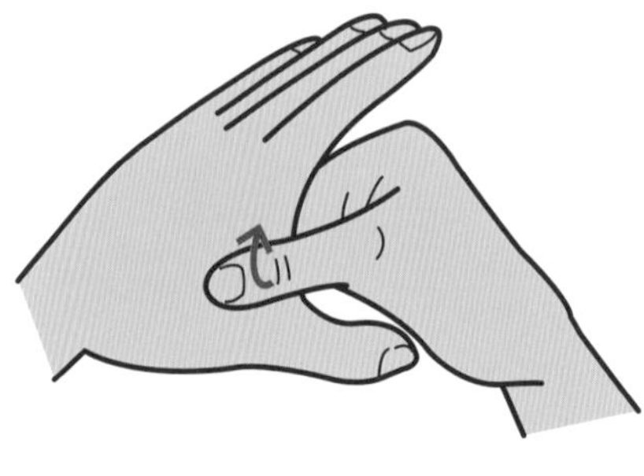

押し方…ツボの位置に親指を添える。人差し指の骨の内側にもぐらせて、そこからグイッと骨を押し上げるイメージで刺激する。息を吐きながら５秒程度かけて押し、鼻から息を吸いながら、徐々に力を抜く。左右それぞれ５回ずつ繰り返す

のどにあるツボ

人迎（じんげい）

血圧を下げる効果が高いツボ。のどぼとけの左右両側にある。

見つけ方…のどぼとけの位置から、左右両側に指２本分離れたところにある

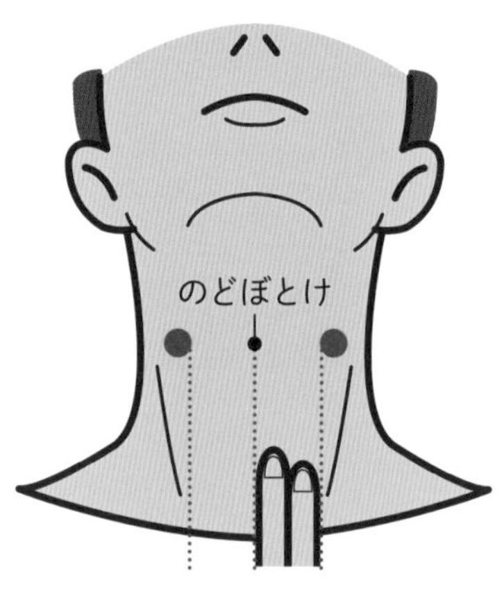

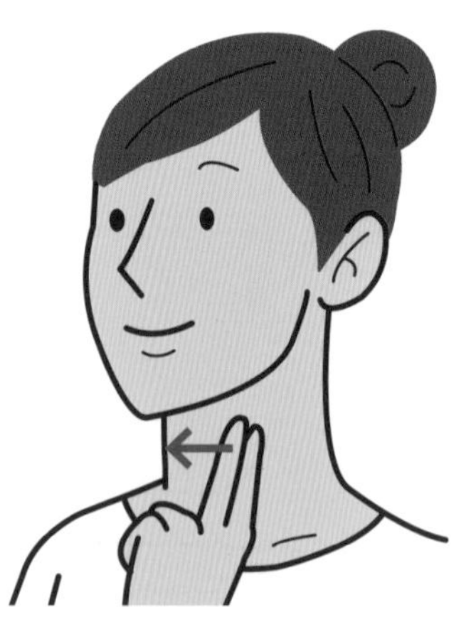

押し方…人差し指と中指をそろえ、中指がツボに当たるようにする。首の中心に向かってゆっくり押し込み、脈を感じる。
呼吸が苦しくならない程度の弱い力で、息を吐きながら５秒かけて押し、息を吸いながら５秒かけて離す。５回繰り返し、反対側も同様に行う
※両側を同時に押してはいけない。危険なので注意

第5章

もっと体もう！自律神経が整ってさらに血糖安定！

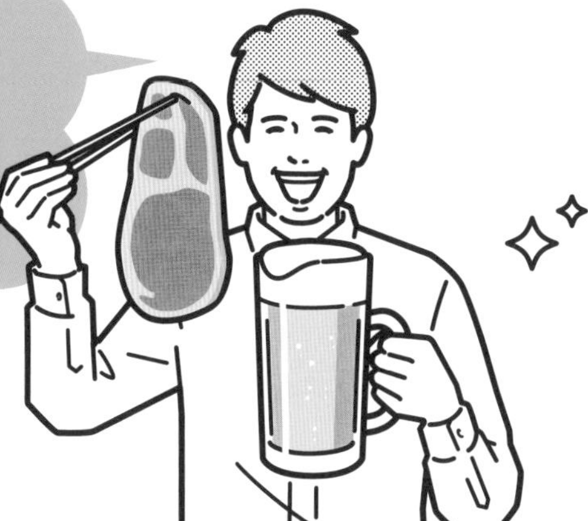

43 自律神経が乱れると、血糖値が上がる!?

原因不明の不眠やだるさには要注意！

汗をかいて体温を下げる。食べたものを消化する。このような**生命を維持するための活動**を、人間の体は24時間無意識に行っています。**それを司っているのが自律神経**です。自律神経は各種ホルモンの分泌にも深く関わっていて、血糖値や血圧の正常化にも重要な役割を果たしています。

自律神経は、「交感神経」と「副交感神経」で構成されています。交感神経は興奮・緊張する場面で優勢になり、副交感神経は、眠る、お風呂に入るなどリラックスするとき優勢になります。

交感神経と副交感神経はお互いにうまくバランスを取りながら、人体を正常に保っています。

就寝前は副交感神経が次第に強くなってリラックスさせ、逆に起床時や試験、仕事に臨むときなどは交感神経が働いて脳を活発に動かすのです。

自律神経の障害が自律神経失調症で、血糖値を下げるインスリン、血圧を上げるアドレナリンの分泌が乱れて異常値を示します。さらには眠れなくなったり、寒気を覚えたり、体がだるくなったりと、原因がわからない不調が起こるようになります。本章では、自律神経の乱れをラクラク整えるズボラワザを紹介していきます。

交感神経と副交感神経

副交感神経が活発なとき

リラックスした状態

瞳孔が閉じる

脳の血管が拡張する

唾液の量が増える

心拍数が減る

胃腸が活発に働く

膀胱が縮小する

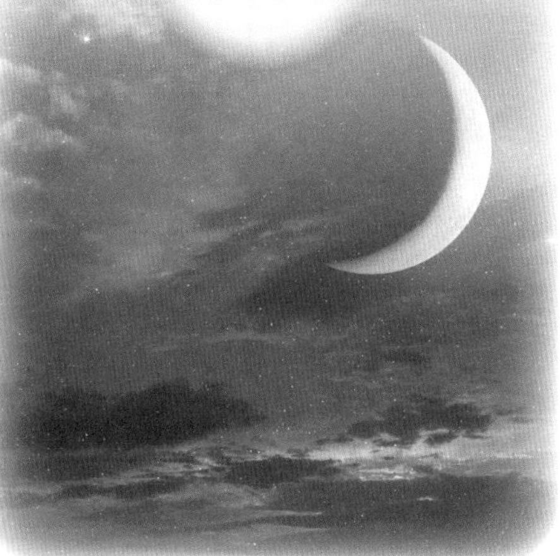

交感神経が活発なとき

興奮した状態

脳の血管が収縮する

瞳孔が開く

唾液の量が減る

胃腸が抑制される

心拍数が増える

膀胱(ぼうこう)が弛緩する

汗の量が増える

血管が収縮する

一日の理想的リズムで、血糖値をコントロール

自律神経を健康に保つ極意は、たったこれだけ！

私たちは時計を見なくても、今がだいたい何時なのか推測できます。それは体内時計が備わっているから。人間の体内時計は目の奥にあり、光の強さを感じ取ることで、生活のリズムを組み立てています。これを**「概日（がいじつ）リズム」**と呼びます。

概日リズムのもとになる中心は太陽。日の出とともに活動的になり、日没後はリラックスしていくのが、動物としての人間本来の生き方です。

ところが、文明の進化とともに昼夜の区別はあいまいになり、都会は24時間、明るく休むことなく活動しています。それが人間の体内時計に狂いを生じさせました。それに拍車をかけたのが、パソコンやスマートフォンのモニターです。

モニターの光は微弱ですが、至近距離から眼球に直接、飛び込んでくるため、網膜を刺激します。すると体内時計を司る器官が昼間と勘違いして、睡眠ホルモンであるメラトニンの分泌をストップさせるのです。特にブルーライトは危険です。

ベッドに入る1時間前には、スマホの電源を切りましょう。早寝、早起きはできなくても、寝る前1時間の人工的な明かりを避けることがストレスを軽減し、自律神経を正常に保ってくれます。

理想的な「体内時計」のつくり方

起床したらすぐ、日光を浴びる

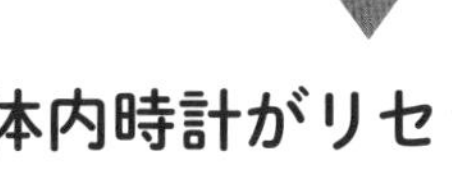

体内時計がリセットされ、心身が活発に動き始める

14〜16時間後

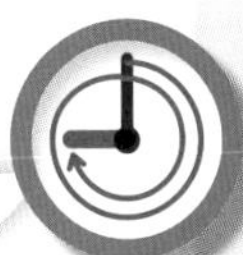

脳内でメラトニン（睡眠ホルモン）の量が増え、心身はお休みモード

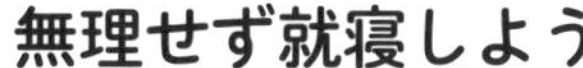

無理せず就寝しよう

- ☑ **朝、起きたら、まず窓を開け、日光を浴びる。とくに朝８時前までの太陽の光を！**
- ☑ **夜はできるだけ、スマホやパソコンのモニターを見ない**
- ☑ **なるべく早寝早起きを心がける**

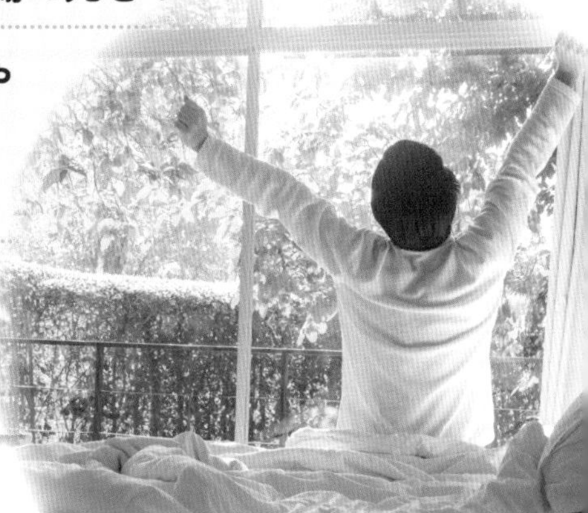

ぐっすり！疲れをとる「最高の眠り方」

朝、すっきりと目覚めるためには？

昼夜が逆転した不規則な生活を続けていると、ストレスを溜め込みやすくなることがわかっています。天気のいい日には**朝からたっぷりと太陽の光を浴びることも大切**なので、ズボラな人はカーテンを開けたまま寝てもいいでしょう。

自律神経を健全に保つためには、いい睡眠が欠かせません。睡眠の質が悪いと臓器が疲れたまま朝を迎えてしまいます。8時間の睡眠が理想といわれていますが、長さがすべてではありません。**眠りの質を上げれば疲れは解消します。**

その鍵を握るのが、「レム睡眠」と「ノンレム睡眠」です。レム睡眠は比較的浅い眠りで、寝ている間も眼球が急速に動いているのが特徴。レムとは、Rapid Eye Movementの略です。夢を見るのはレム睡眠中のことです。

一方のノンレム睡眠は深い眠りのことで、脳がすべての活動を停止してスリープ状態に入ります。このときに脳の神経細胞のメンテナンスが行われていると考えられています。

レム睡眠とノンレム睡眠は約90分の周期で繰り返す状態がベストです。通常、一晩の睡眠で、5、6回ノンレム睡眠は現れます。

レム睡眠とノンレム睡眠

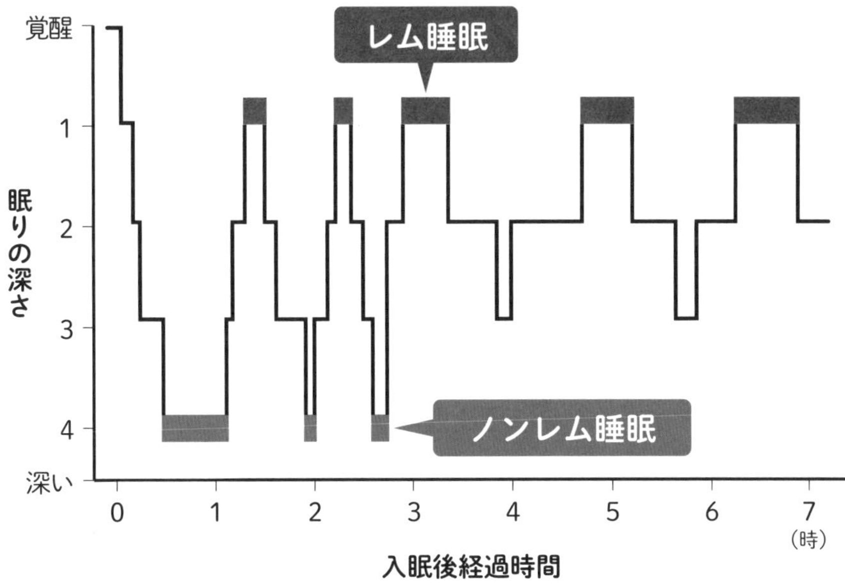

出典：Dement&Kleitman.1957

レム睡眠 浅い眠りで、体はまだ活動中

ノンレム睡眠 体が完全にスリープして疲労回復！

眠りの深さは４段階で示され、レム睡眠は一番浅いレベル１を指す。健全な眠りは、入眠後すぐにレベル４まで深くなり、その後、レム睡眠、ノンレム睡眠を約90分ごとに繰り返す。

疲れない睡眠のためにやめるべきこと

- ✖一日中カーテンを閉めっぱなしにしている
- ✖寝る直前まで仕事や勉強をする
- ✖日常のストレスを溜めておく

46

寝ている間に、血管を休ませていますか？

睡眠時無呼吸症候群になっていたら要注意

起きて活動をしているときは、重力の関係で血液は下半身に溜まっています。その血液を垂直に脳まで循環させるため、ふくらはぎの筋肉や血管の筋肉（平滑筋）が、静脈血流を心臓に戻すポンピング運動を行っています。

ベッドに体を横たえると下半身に溜まっていた血液が全身をめぐりやすくなるため血管の負担は減り、血圧も下がります。睡眠状態に入ると心拍数が少なくなるため、血圧はさらに下がります。

通常、心臓は1分間に約70回、拍動しています。単純に計算すれば、一日に10万回です。血管は、心臓が拍動するたびに負担を受けます。それが数十年も続くうちに、徐々に老化していくのです。

就寝時は血管が休憩を取る唯一の時間です。ですから寝ているときにも血圧が下がらない夜間高血圧になると、血管のダメージは大きくなります。寝ている間の血圧は測りにくいので、早朝の血圧を測るようにしましょう。

ストレスと並ぶ夜間高血圧の大きな原因が、睡眠時無呼吸症候群です。寝ている間に呼吸が止まると、血中の酸素が足りなくなるため、もっと血液を送ろうとして血圧を上げ、血管を傷めます。

睡眠中の血圧の変化

健康な人

**眠りに落ちると
心拍数が下がる**

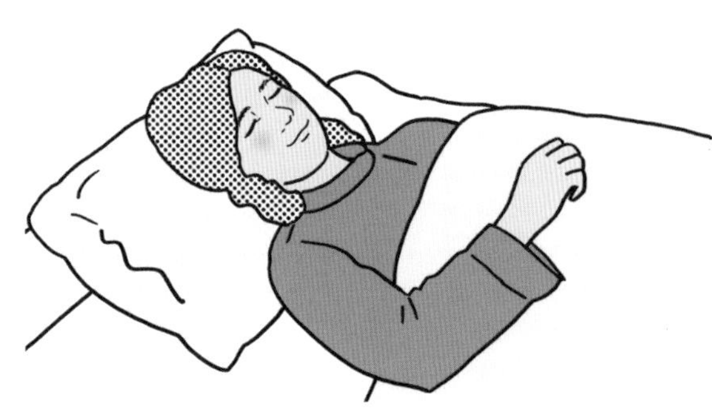

- 血圧も低下
- 血管にかかる負担が少なくなり、休息がとれる

夜間高血圧になると…

**酸素が足りなくなり、
血液を体に送るために
心臓が活動**

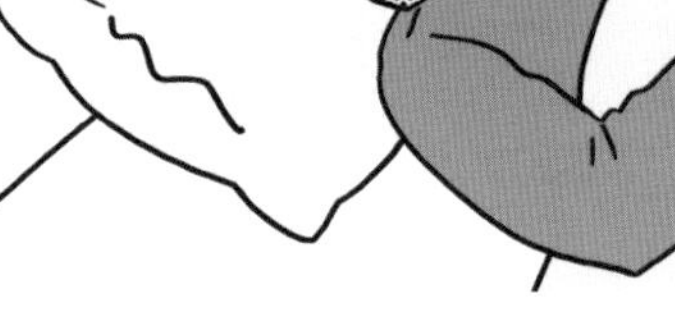

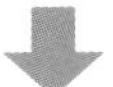

- 血圧は上昇
- 血管にかかる負担が多くなる

**夜間高血圧の原因は、
ストレスや睡眠時無呼吸症候群！**

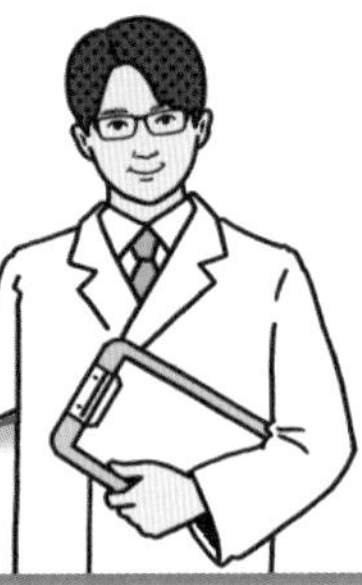

副交感神経の働きがよくなる「お風呂の入り方」

ベッドに入る1時間前の入浴がベスト！

仕事から帰ってお風呂に入って湯船に浸かると、フーッと疲れが抜けていきます。**入浴には疲労回復とともに、血圧を下げる効果があります。**体が温まることによって血管が広がり、副交感神経の働きをよくするのです。

ぬるめのお湯に長く浸かると、さらにリラックス効果を上げることができます。熱くなってきたら、肩と腕を外に出す半身浴に切り替えてゆっくりとお湯を楽しんでください。お湯が熱過ぎると、逆に血圧が上がってしまいます。お湯の温度は38～40度くらいがいいようです。

お湯に浸かっている時間は、マッサージのチャンス。血管が広がっているときにさらに血行がよくなり、筋肉も柔らかくなります。方法は第４章の「血流マッサージ」で紹介しました。

睡眠を誘うメラトニンは、一度上がった体温が下がっていくときに増えます。

ベッドに入る1時間ほど前にお風呂に入ると、寝るときにちょうど体の芯の温度が下がり始め、メラトニンの分泌が盛んになります。この作用をうまく使えば、気持ちよく眠りに入ることができます。

理想的なお風呂の入り方

眠る１時間
くらい前
温度は
38~40度
熱くなったら
半身浴に
入浴中に
マッサージをすると
効果的！
94～96ページ参照
小指
ふくら
はぎ
手首

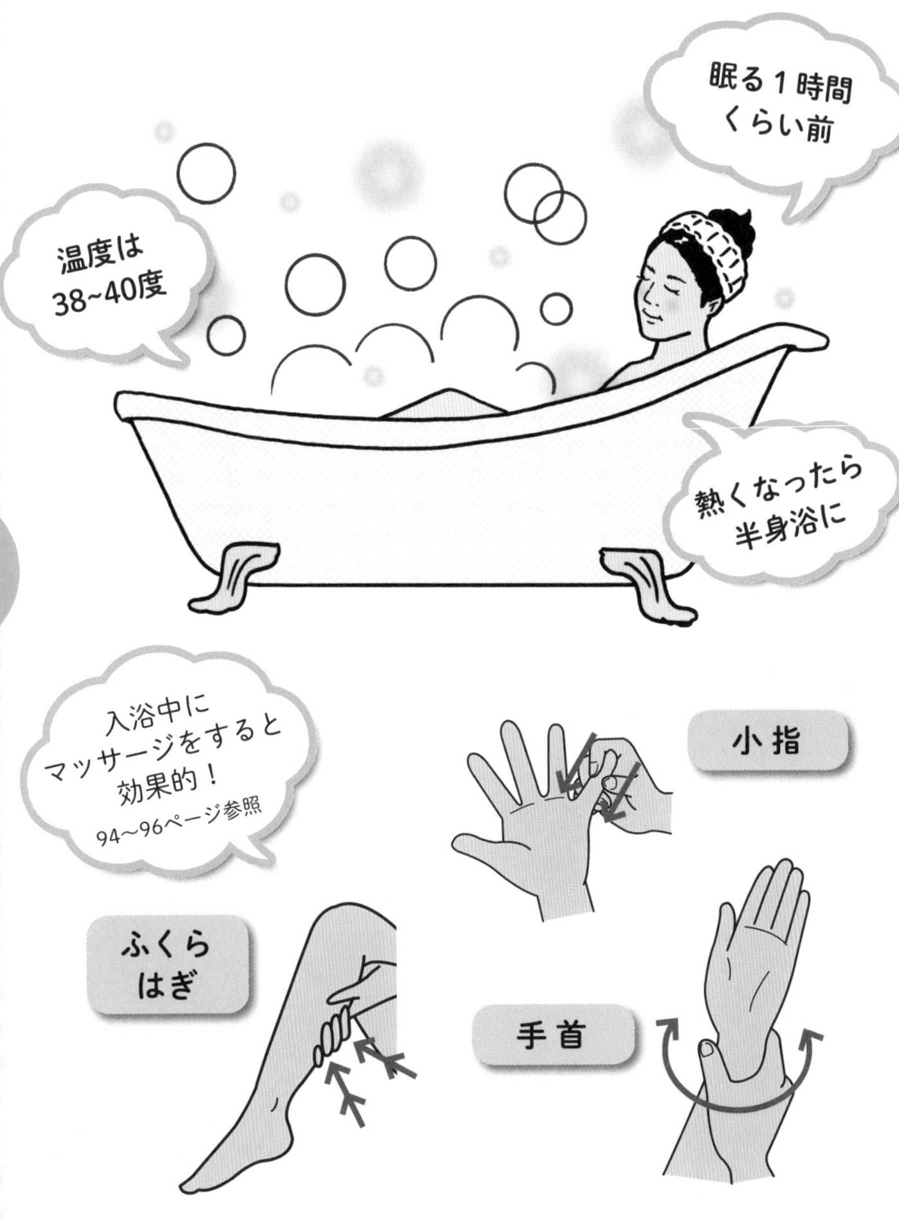

48 歯磨きは、力を抜いてダラダラ5分間！

歯周病になると血糖値が上がりやすくなる

歯が弱って食事が思うようにとれなくなると、栄養が不足するばかりでなく、好きなものを存分に食べられないことがストレスとなります。そのためには、歯のメンテナンスをきちんとすることが大切です。正しい歯の磨き方を覚えて、毎食後の習慣にしましょう。

実は歯の健康は血糖値とも深く関係しています。そして**歯周病と糖尿病は深い関係があります**。

歯周病になると歯ぐきから出血します。このときサイトカインという歯周病菌が、出血した歯ぐきの傷口から血管内に侵入して全身をめぐり、インスリンの働きを阻害し、血液の状態を悪化させることがわかっています。**糖尿病の患者さんは、歯周病を患っている人が多いことも判明しています**。

歯科医で歯磨きの指導を受けると、しっかり時間をかけて磨くように、といわれます。だからつい力を入れてゴシゴシと磨いてしまう……。

しかし、それは一番よくありません。「しっかり」とは、強くという意味ではなく、「**すみずみまで**」ということです。力が強過ぎると、かえって歯ぐきを傷つけるからです。テレビでも観ながら5分間、力を抜いて磨いてください。

正しい歯の磨き方

ステップ1　軽く歯ブラシを握る

150g〜200g
の力が理想

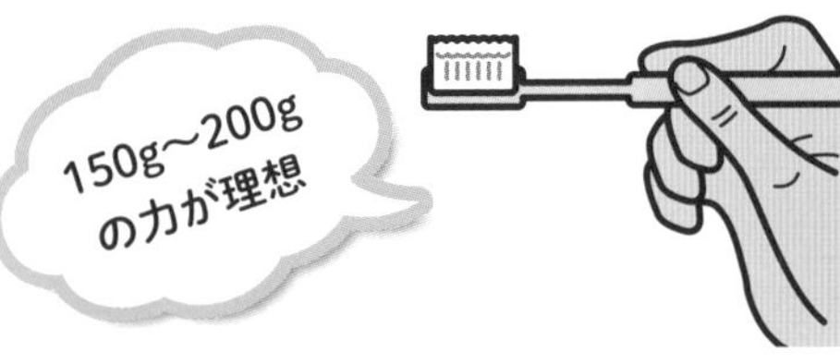

ペンを握るように
（ペングリップ）

ステップ2　毛先をきちんと歯に当てる！

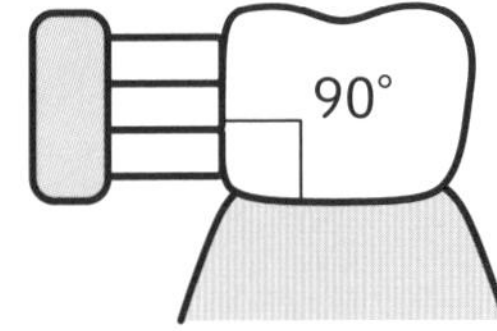

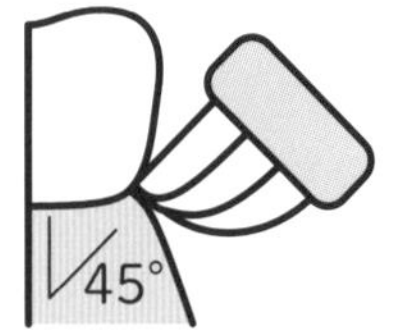

２つの方法を
使い分けるのが
ポイント！

①スクラッピング法

歯の側面を磨くときに。
毛先を直角に当てる

②バス法

根本を磨くときに。歯ぐきに
毛先を45度の角度で当てる

ステップ3　小刻みに毛先を動かす！

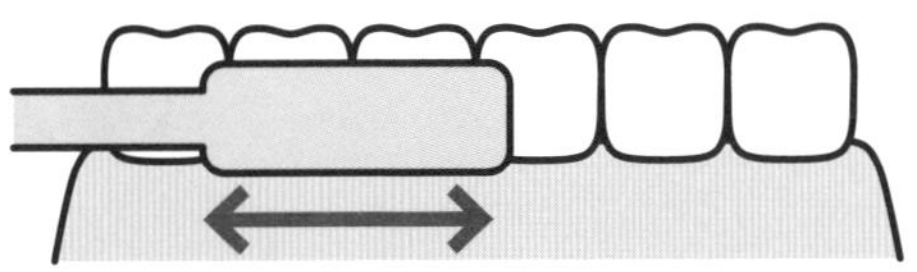

歯を１本ずつ磨く感じで、小刻みにブラシを動し、歯と歯の間の汚れを落とす。
１〜２ミリずつの振動がポイント！

ダラダラで
いいので
５分間は磨き
ましょう！

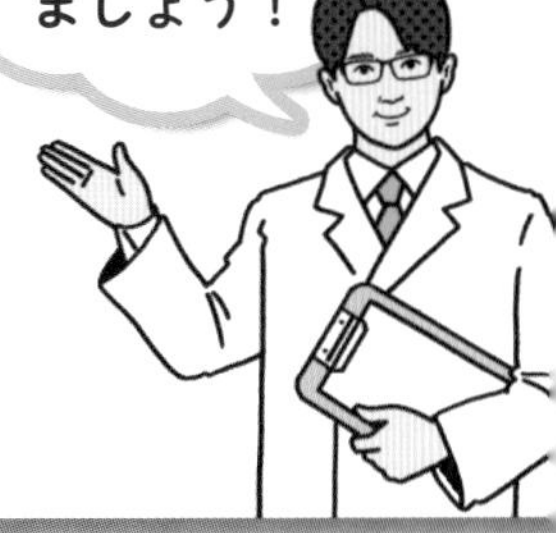

49 腸内環境をよくして、免疫力も一気にアップ！

クルクル大腸マッサージで腸が活発になる

近年の研究で、自律神経と腸の健康がリンクしていることがわかってきました。**便秘や下痢をしやすい人は、交感神経が働き過ぎて腸が常に緊張状態にある**というのです。逆に副交感神経が腸に働けば、便通がスムーズになります。

また、**腸には体全体の70%の免疫細胞が集まっている**といいます。免疫力が強くなると、細菌やウイルスをはじめとする病原体を抑えることができます。

腸内環境をよくすることが体調管理の基本です。腸内環境をよくすれば、自律神経も適切にコントロールされるというわけです。

それには、食物繊維を十分にとることを心がけましょう。食物繊維が腸の中のゴミを絡め取って、きれいにしてくれるからです。

食物繊維は「水溶性」と「不溶性」に分類できます。水溶性は**海藻類、こんにゃく、フルーツ**に多く、不溶性は**穀物、野菜、豆類、きのこ類**にたくさん含まれています。それぞれの働きは違いますが、穀物とフルーツ以外は、あまり気にせずにどちらもたっぷりとるのがいいでしょう。

食物繊維以外では、**ハチミツ**に含まれるオリゴ

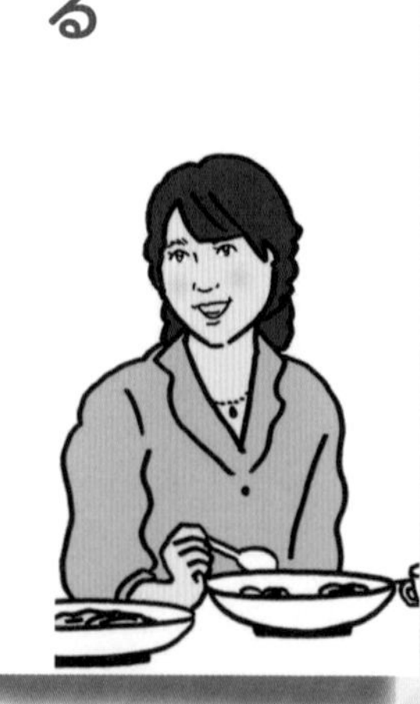

糖も腸の働きをよくします。毎朝、ヨーグルトやリンゴと一緒にスプーン1杯なめるようにすると、効果が期待できます。

オリーブオイルは腸の壁をつるつるにして、排便をスムーズにしてくれます。サラダなどに使うほか、スプーンで直接飲むのもおすすめです。

さらに大腸のマッサージをすると、腸の動きがよくなります。

右手で腰骨の内側、左手で肋骨の下側をもんでみてください。大腸がカーブして動きが悪くなりがちな部分です。便秘ぎみのときには特に効果的です。

食物繊維を多く含む食べ物は？

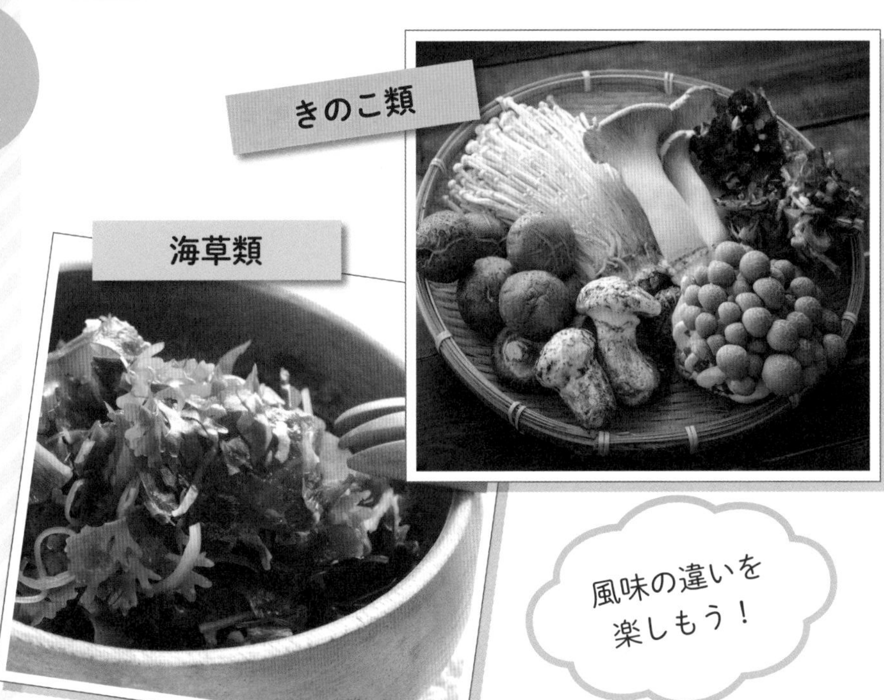

快便をもたらす大腸マッサージ

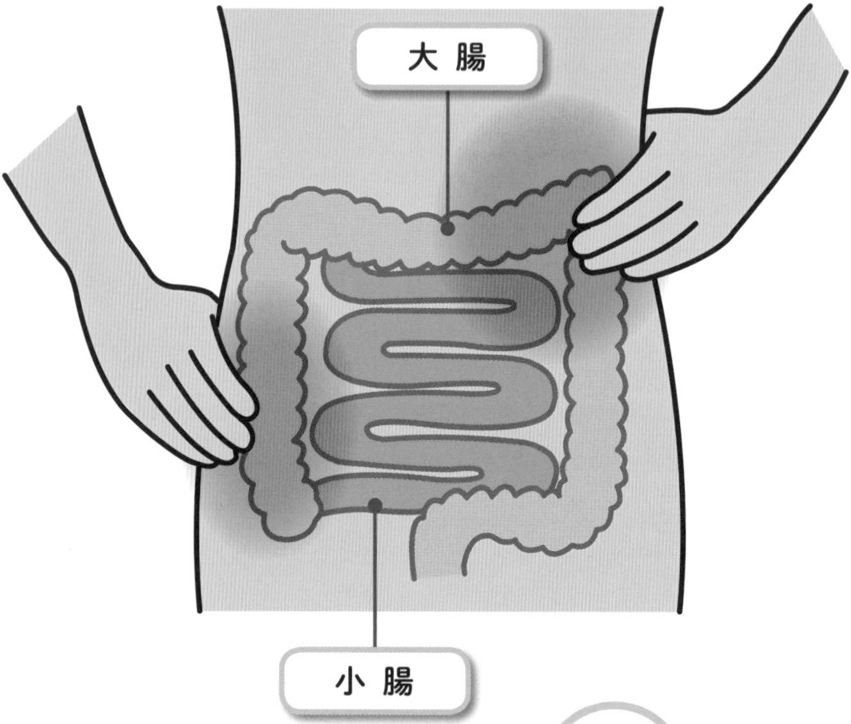

大腸

小腸

右手で腰骨の内側、左手で肋骨の下側の柔らかい部分を押す。大腸がカーブしている部分なので、数分間やさしくマッサージをすると腸の動きがよくなる。

がんこな便秘には
●水分　●油分
●食物繊維
●腸マッサージ
の4つをセットで！

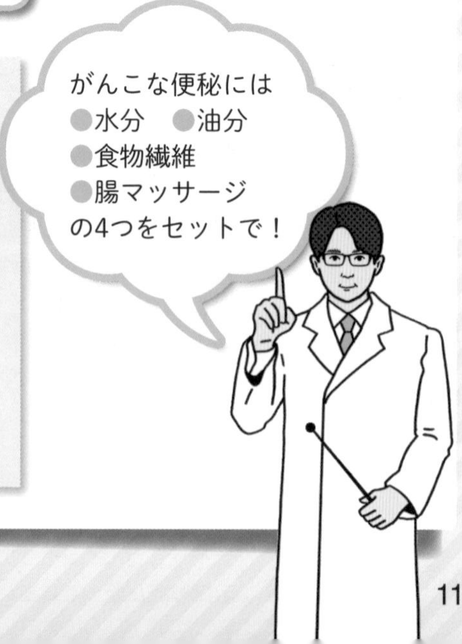

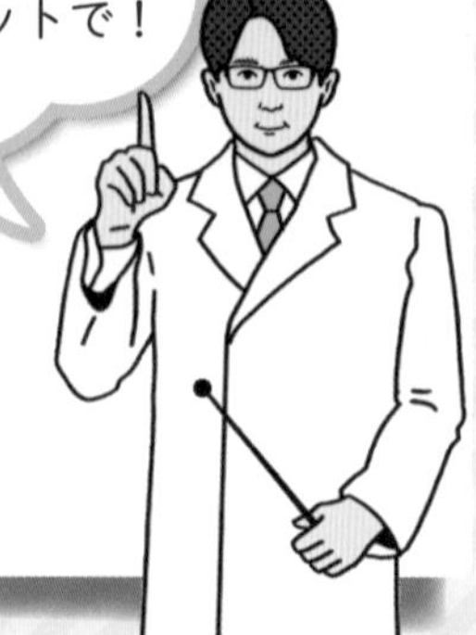

第6章

思わず二度見⁉
糖尿病の真の怖さ

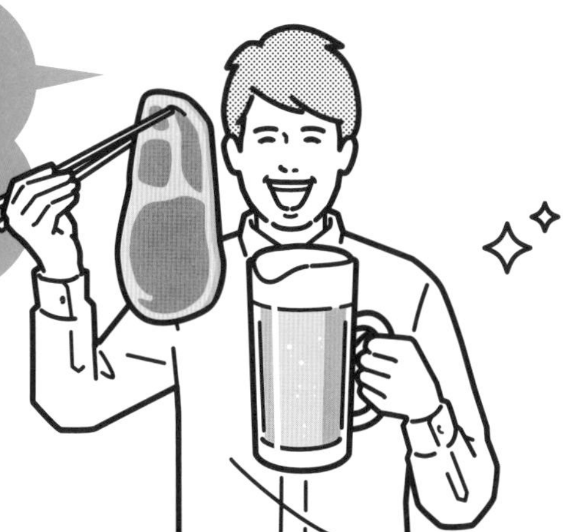

50 とても貴重なホルモン「インスリン」の基礎知識

大切に使わないと泣きを見る！

糖尿病を語るうえで、**インスリン**ほど重要な物質はありません。これは、すい臓の「ランゲルハンス島」のβ細胞から分泌されるペプチドホルモンの一種で、血液中の糖質濃度（血糖値）が上昇すると、それを下げるために脳から指令を受けて分泌が始まります。

Ⅰ型糖尿病は、このβ細胞が壊されてインスリンを分泌する能力が弱くなる病気。なぜβ細胞が働かなくなるのかは、まだ完全には解明されていませんが、免疫反応が正しく働かないために起こる自己免疫が関わっていると考えられています。

Ⅰ型糖尿病の治療には、インスリンの皮下注射が用いられます。**Ⅱ型糖尿病は生活習慣が原因で、日本人の糖尿病の95％がⅡ型です。**

人類は地球上に誕生して以来、飢餓と闘って生き延びてきました。食糧が十分に得られるようになったのは、50万年の歴史のうち直近のたった数百年のことです。まさかインスリンがこれほど大量に必要になるとは、神様にも想定外だったのです。

日本人はインスリンの分泌が少ない人種だといわれています。限りある貴重なインスリンを無駄にしないで大切に利用したいものです。

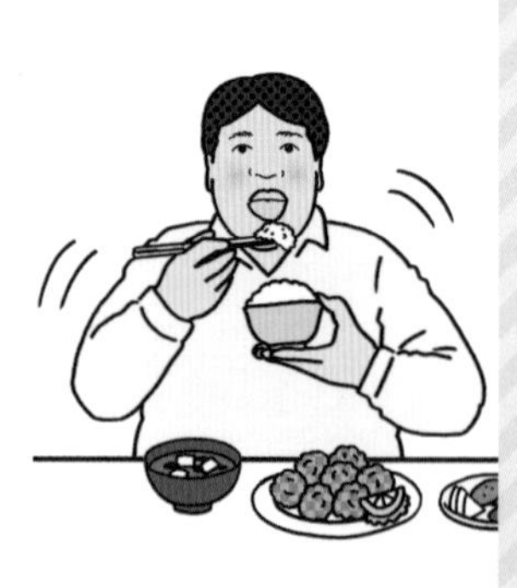

インスリンはブドウ糖運搬のプロ！

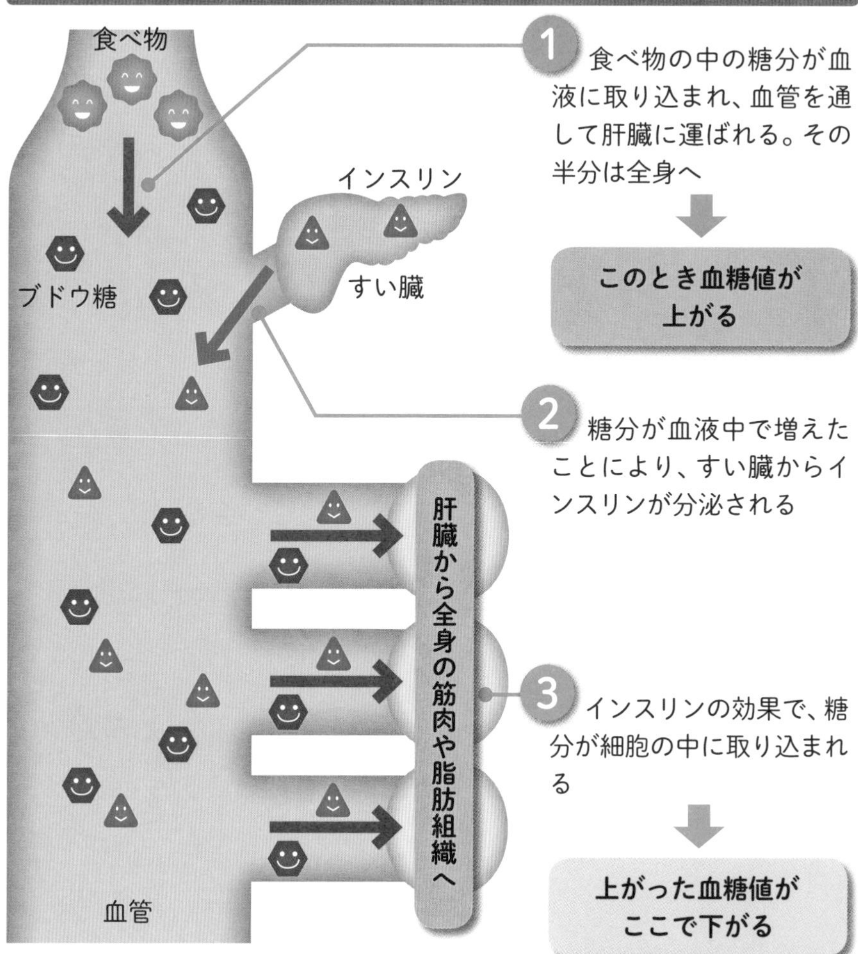

Ⅰ型糖尿病 インスリンを分泌する能力が減って糖分が取り込まれなくなり、血糖値が上がる

Ⅱ型糖尿病 生活習慣の乱れにより、肝臓や筋肉に脂肪が蓄積し、インスリンの働きが低下し血糖値が上昇する

51 治療に生かされるヘモグロビンA1C

血糖値が正常でも、糖尿病かもしれない？

血糖値とは一定量の血液中にブドウ糖が何グラム含まれているかを示す値。一般的に用いられるmg／dlという単位は、1デシリットルの中に何グラムのブドウ糖が含まれているかを表します。

しかし、血糖値は一日の間にも刻々と変化しています。クリニックを訪れて血糖値を計測したときは低い値を示したとしても、夕食後には異常値になっているかもしれません。変化が激しいゆえに、目標数値を設定するのに向いていません。

そこで最新の医療現場で血糖値に代わって用いられている指標が、**ヘモグロビンA1c**です。ヘモグロビンは赤血球内にあるたんぱく質の一種で、全身に酸素を送る働きをしています。

血液中に増えたブドウ糖はヘモグロビンと結合し、糖化ヘモグロビンになります。ブドウ糖の量が増えるほど糖化ヘモグロビンは多くなります。

ヘモグロビンA1cは、すべてのヘモグロビンに占める糖化ヘモグロビンの割合を示した値。一度、糖化ヘモグロビンとなると、2カ月程度はそのままの状態で血液中に存在します。そのため、**ヘモグロビンA1cは、長いスパンでの平均値を知ることができます。**

血糖値が高い人は血中の糖化ヘモグロビンが多い

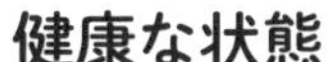

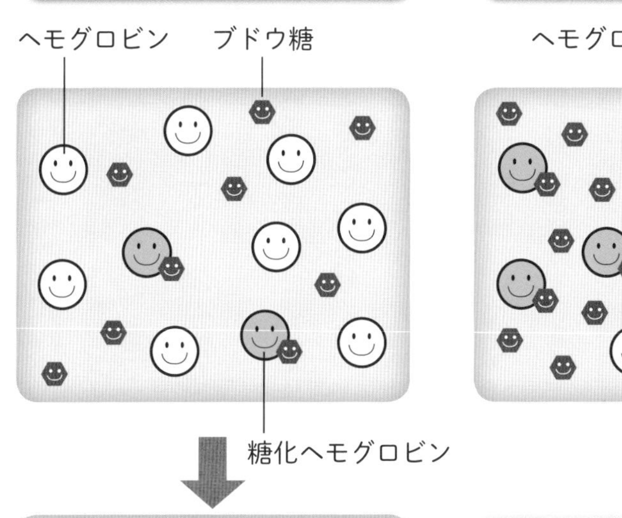

血糖値が高い状態

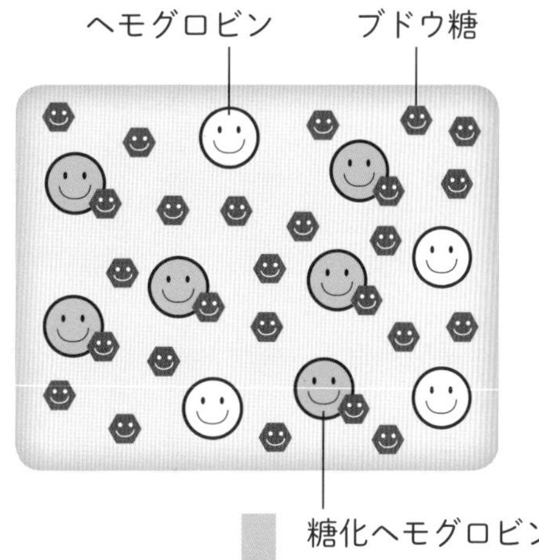

ヘモグロビンA1c
=
2/10(20%)

ヘモグロビンA1c
=
6/10(60%)

血液中のヘモグロビンの数は一定だが、ブドウ糖が増えると
糖化した糖化ヘモグロビンの数が増える。

ヘモグロビンA1c(%) ＝ 糖化ヘモグロビンの数 / ヘモグロビンの総数

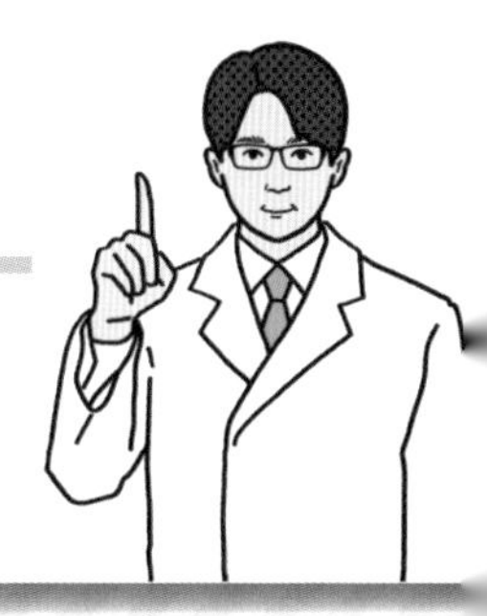

第6章

52 糖尿病を予防する「健康診断の結果の見方」

捨てないで！「過去3年分の診断結果」

糖尿病の場合、**予備軍から糖尿病に進んでしまうと、一生、糖尿病と闘うことになります。**

つまり、治療し続けなければ、再び高血糖を引き起こし、合併症を発症するリスクも生じてしまうのです。**逆に予備軍の段階で早めに気がついて正常型に戻せば、健康な老後が待っています。**

それだけに全国で増えている境界型（予備軍）の人は、生活習慣の改善が急務といえます。

健康診断の結果には、空腹時血糖値とヘモグロビンA1cの値が記載されています。

多くの人はそれらの値が基準値内に収まっていれば、「ああ、大丈夫だ。よかった」と、安心してしまって数値をじっくりと検討することはありません。しかし、しっかりと数値を確認してほしいのは、むしろ基準値に収まっている人です。

1～3年前の結果と照らし合わせて、「基準値内」ではあっても、じわじわと数値が上昇していれば危険が迫っていると考える必要があります。

平成28年度の厚生労働省の調査によると、糖尿病が強く疑われる人は約1000万人。予備軍の人の数も同じく約1000万人もいるのです。過去数年分の健康診断結果を見直してください。

治療の目安となるヘモグロビン A1c 値

	ヘモグロビン A1c（%）	状況
正常	4.3 ～ 5.6	この値が目標
治療の目標	～ 5.9	薬を減らすか、やめることができる
境界型	～ 6.4	薬によって糖尿病を防ぎ、5.9 を目指す
合併症を予防	～ 6.9	6.5 以上で糖尿病と診断される
危険	7.0 ～	すぐに治療を開始する必要がある

※血糖値は食事などでコロコロ変わる一過性のもの
※ヘモグロビンA1c値は数カ月の平均値

血糖値による糖尿病の判定

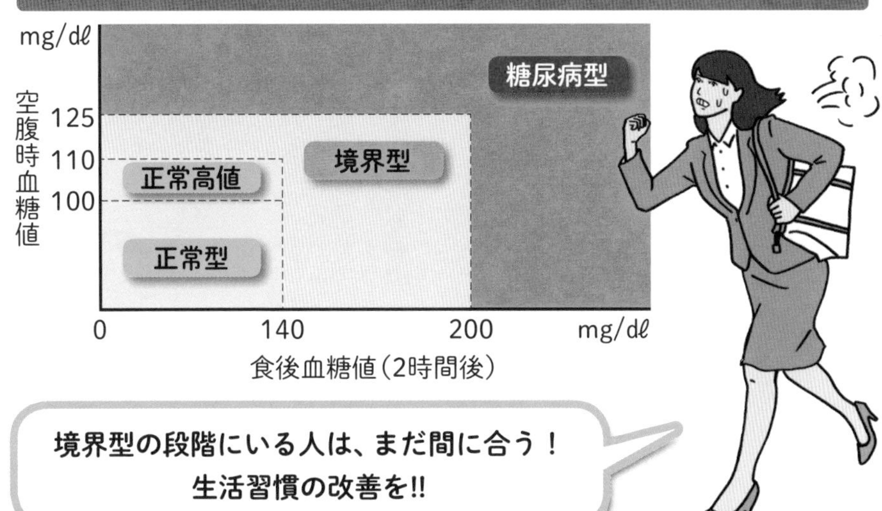

53 何より怖いのは、糖尿病の合併症

失明、脳梗塞、認知症……待ち受ける恐ろしい病

糖尿病になると、血液がドロドロして血流が悪くなります。その結果、毛細血管が詰まったり切れたりして大切な臓器が次々と障害を受ける――それが合併症です。

糖尿病の三大合併症は、神経障害、網膜症、腎症ですがほかにも多くの症状があります。

❶**神経障害**…神経の働きが障害を受ける。手足のしびれ、こむら返り、足に覚える違和感。症状が進行すると、皮膚の潰瘍（かいよう）、顔面麻痺（まひ）なども。

❷**網膜症**…眼底の毛細血管が切れることで発症。最悪、失明することもある。

❸**腎症**…腎機能が衰えると体の中の毒素を排出することができなくなり、人工透析が必要になる。

❹**狭心症・心筋梗塞・大動脈瘤**…動脈硬化は境界型でも進行することがわかっている。

❺**脳血管疾患**…脳梗塞、脳出血、脳動脈瘤の破裂によって起こるくも膜下出血など。いずれも命に関わる病気。

❻**認知症**…合併症のひとつ。アルツハイマー型認知症は、神経細胞にアミロイドβというたんぱく質が溜まることで発症する。

糖尿病がもたらすさまざまな合併症

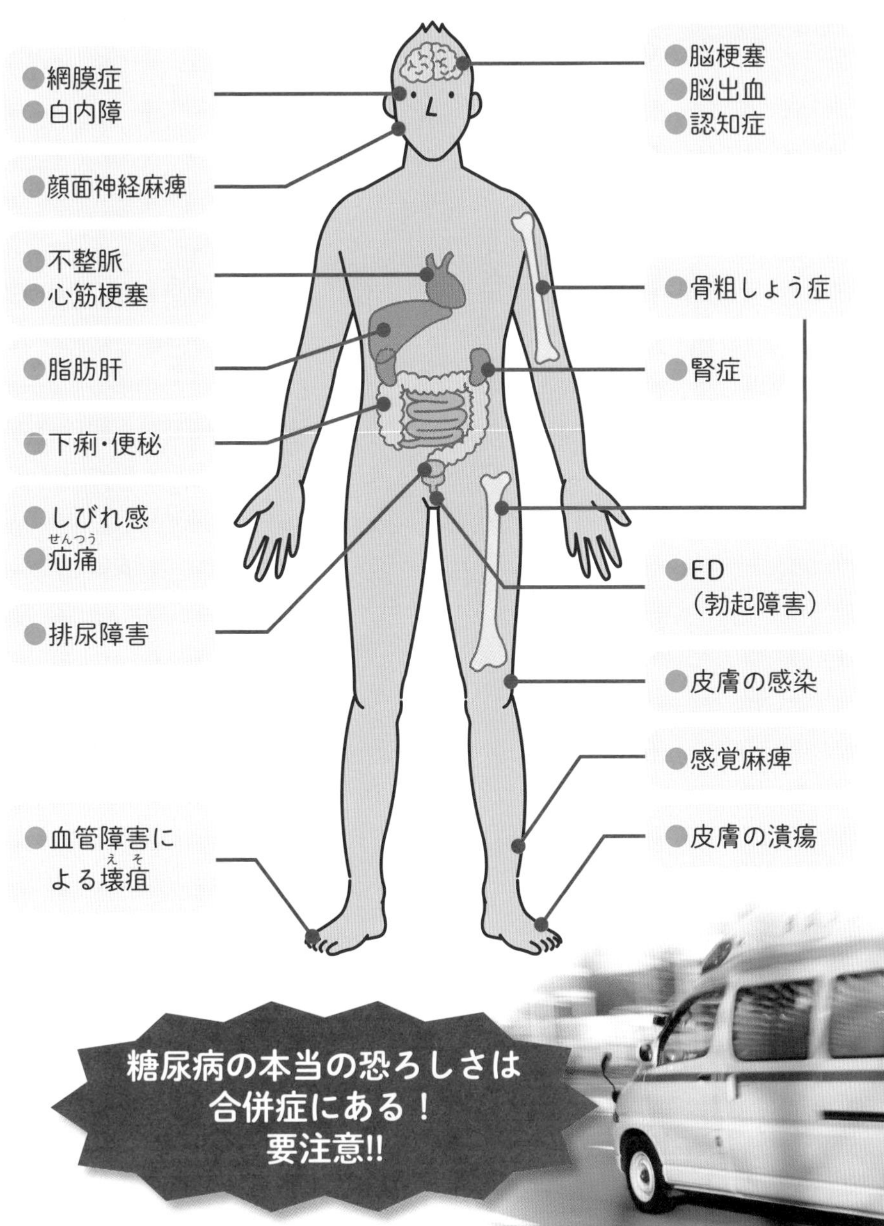

糖尿病の本当の恐ろしさは
合併症にある！
要注意!!

54 介護生活の原因のトップはあの生活習慣病だ

孤独も血糖値を上げる!?

厚生労働省は、平均寿命と併せて健康寿命を発表しています。2019年の日本人の平均寿命は女性87・32歳、男性81・25歳。女性は世界2位、男性は3位ですから、長寿国の証明です。

一方、**要介護になった年数を差し引いた「健康寿命」**は、2016年の調査では、**女性74・79歳、男性72・14歳**。平均寿命から健康寿命を引くと、女性12・47歳、男性8・95歳で、長寿ではあるものの、**平均して約10年間は介護生活を送る**ことを表しています。

65歳以上で要介護になる原因のトップは、認知症。次が脳血管疾患で、脳梗塞、脳出血、くも膜下出血などの病気です。原因はもちろん、糖尿病をはじめとする生活習慣病です。高齢による衰弱(フレイル)も糖尿病の合併症と考えられる障害で、転倒や骨折も起こしやすくなります。

健康寿命を損ねる問題に「孤独」があります。ひとり暮らしをしていると、人との交流が減り、日々の活動量が減り、食へのこだわりも希薄になって、炭水化物に偏った食事になりがち。これが糖尿病などの生活習慣病を発症する原因となるのです。それだけに仲間をつくることは大切です。

Let's lower the level of sugar in blood

65歳以上の人が要介護になった原因

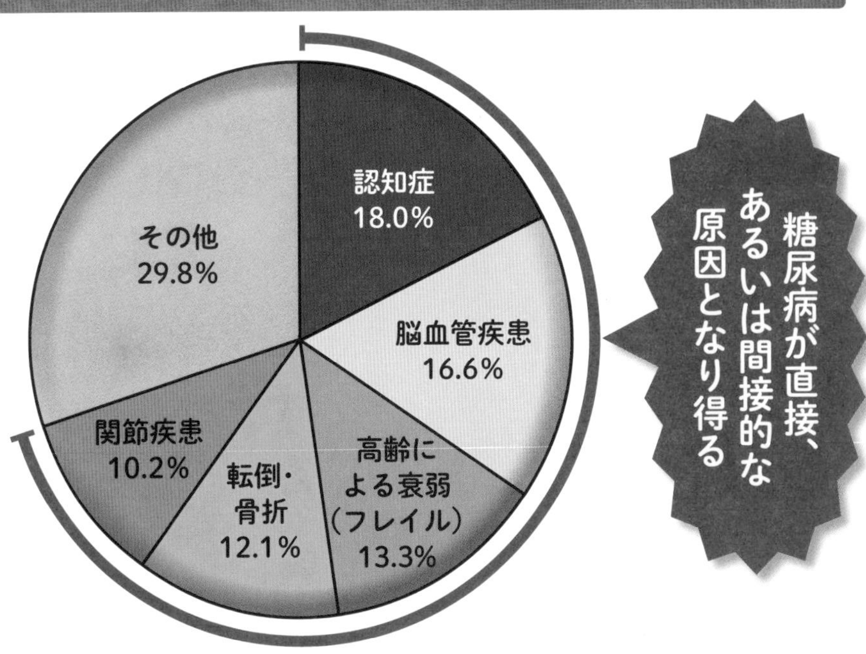

（出典：厚生労働省「平成28年 国民生活基礎調査」より）

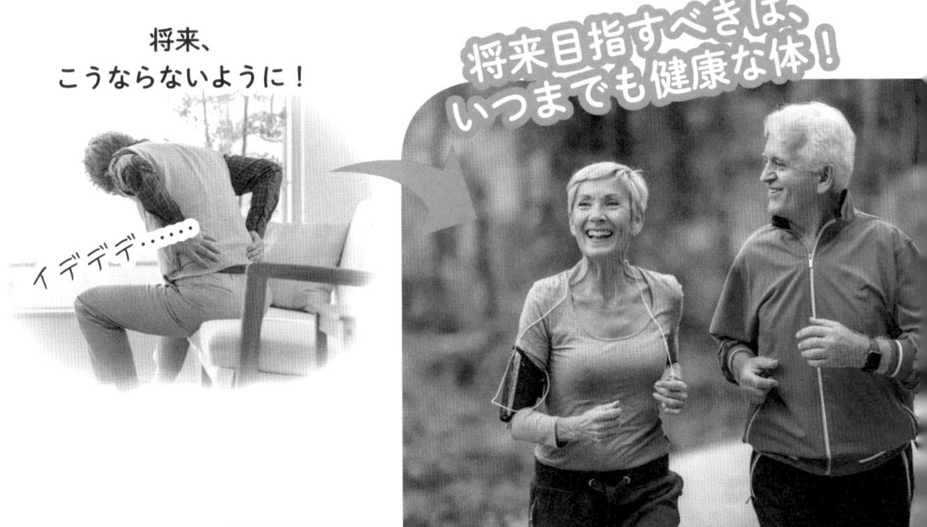

第6章

55 時代はここまで変化している！40代からの先制医療・精密医療とは？

「治す」から「防ぐ」へ。自分が管理する時代！

これまでは、「病気になったら病院に行って治療を受ける」という考え方でしたが、これからは、**「いかに病気にならないように予防をするか」**が重要となります。それを「先制医療」といいます。

60代で糖尿病を発症する人は、40代の時点で予備軍になっていた人がほとんどです。糖尿病を宣告されてから慌てるよりも、40代から予防的治療を始めて糖尿病にならないようにする。それが先制医療の考え方です。

もうひとつのキーワードが、「精密医療」です。

精密医療とは、一人ひとりの患者さんに合わせた個別治療をするということです。

精密医療の実施には手間がかかります。3分診察などと揶揄(やゆ)される従来の診療方法では対応ができません。そこで**重要になってくるのが、患者さん自身が自分の健康状態を管理・把握するという意識**です。家庭血圧に加え、血糖値、体重、中性脂肪値、BMI、筋肉量を自分で測り、その変動を記録しておくように心がけること。

最近は体重、活動量、心拍数、睡眠量、体脂肪率などを測れる便利な端末が増えています。血糖値自己測定器も含めて利用を考える時代なのです。

これからの糖尿病対策の考え方

先制医療

遺伝的傾向や血液検査・尿検査から将来なり得る病気を予測し、40代くらいの予備軍のうちから、予防的治療を始める

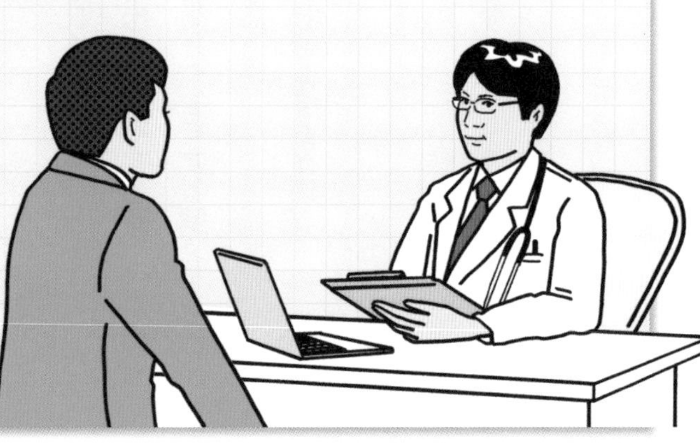

精密医療

患者個人に最適なオーダーメイドの治療法を施すこと。40代くらいの予備軍のうちから自分で身体のデータをとり、必要に応じて医者に相談する積極性がカギ

糖尿病は「なる前の治療」がこれからのキーワード！

56

最新！ 糖尿病治療の特効薬

危険な状態なら、まず薬で下げる。改善はそれから！

糖尿病の治療で処方される薬は、大きく3つのタイプに分けられます。

●**インスリンを出しやすくする薬**

●**インスリンを効きやすくする薬**（インスリン抵抗性を改善する）

●**糖の吸収や排出を調整する薬**

そのほか、この3つの薬を組み合わせた「配合薬」と呼ばれるものもあります。

ところが、最近驚くべき効果を示す薬が登場しました。それが、**SGLT2阻害薬**と呼ばれる薬です。腎臓の尿細管からのブドウ糖の取り込みを抑え、尿中に糖を排出するという画期的な発想で開発されました。糖尿病でダメージを受けた腎臓の保護作用もあるとされ、特効薬として注目を集めています。「一日1個食べれば医者いらず」といわれるリンゴの成分から開発された点も興味深い薬です。

血糖値を下げるために薬を使うかどうかは、意見が分かれるところです。本来であれば、インスリン抵抗性を改善して、自分の力でコントロールをするのがベスト。しかし危険な状態なら、まずは薬の力を借りて血糖値を下げる必要があります。

糖尿病への正しい対処法

LEVEL 1 何より予防！

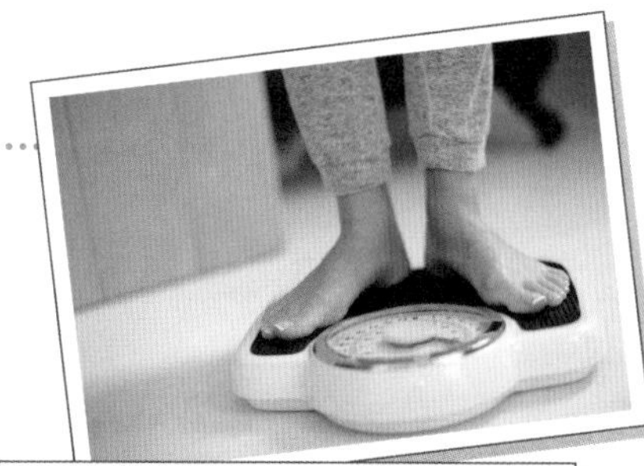

栄養と食べ方に
気をつけることが
大前提

LEVEL 2 血糖値が高くなった

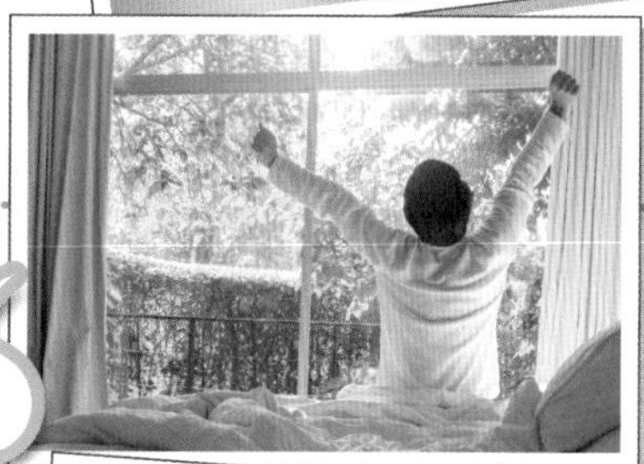

さらなる生活習慣
の改善を！

LEVEL 3 初期の糖尿病

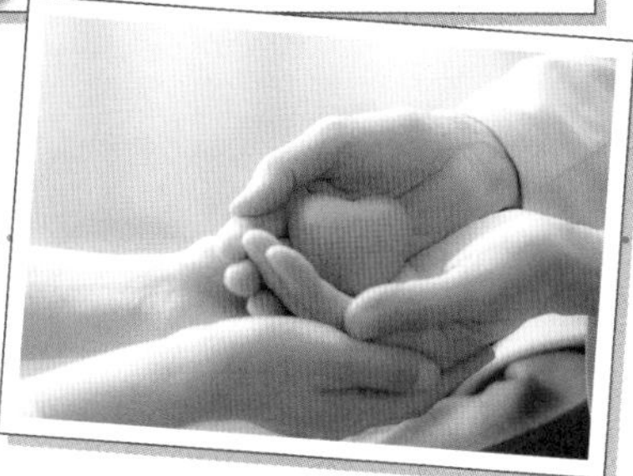

この段階で
はじめて薬を使用

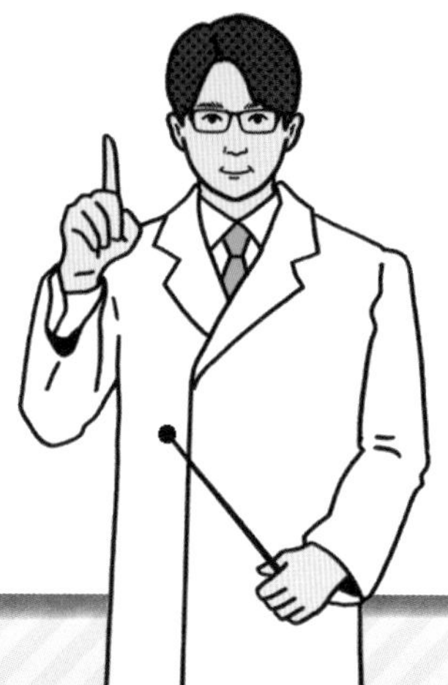

LEVEL 1で留めるために
本書を活用ください！

図解で改善！　ズボラでもラクラク！
薬に頼らず
血糖値がぐんぐん下がる！

著　者　板倉弘重（いたくら・ひろしげ）
発行者　押鐘太陽
発行所　株式会社三笠書房
〒102-0072　東京都千代田区飯田橋3-3-1
電話：(03) 5226-5734（営業部）
：(03) 5226-5731（編集部）
https://www.mikasashobo.co.jp
編集協力　コパニカス／中川賀央
本文デザイン・DTP　ウエイド
本文イラスト　KAZMOIS／BIKKE／千坂まこ（ウエイド）
本文写真　©iStock／©フォトライブラリー
印刷　誠宏印刷
製本　若林製本工場

ISBN978-4-8379-2826-3　C0030